排忧解难
做健康好男人

上海市医学会
上海市医学会男科专科分会 组编

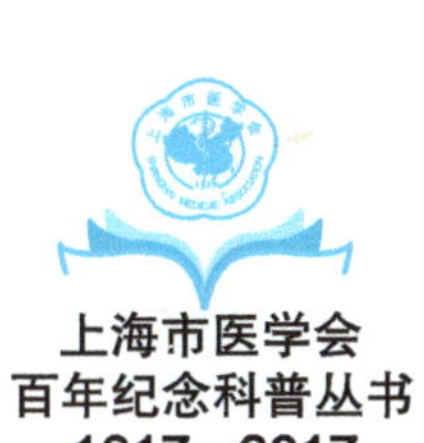

上海市医学会
百年纪念科普丛书
1917—2017

上海科学技术出版社

图书在版编目(CIP)数据

排忧解难,做健康好男人 / 上海市医学会,上海市医学会男科专科分会组编. —上海:上海科学技术出版社, 2018.3

(上海市医学会百年纪念科普丛书)

ISBN 978 - 7 - 5478 - 3870 - 9

Ⅰ. ①排…　Ⅱ. ①上…②上…　Ⅲ. ①男性—保健—基本知识　Ⅳ. ①R161

中国版本图书馆 CIP 数据核字(2017)第 318204 号

排忧解难

做健康好男人

上海市医学会

上海市医学会男科专科分会　组编

上海世纪出版(集团)有限公司

上海科学技术出版社　出版、发行

(上海钦州南路 71 号　邮政编码 200235　www.sstp.cn)

字数:152 千　　　　印张 11

2018 年 3 月第 1 版　2018 年 3 月第 1 次印刷

ISBN 978 - 7 - 5478 - 3870 - 9/R·1538

定价:30.00 元

内容提要

　　本书由上海市医学会男科专科分会的众多资深专家、教授和临床医生们精心编写，分"读经典"和"问名医"两部分。

　　"读经典"部分精选16篇近年已发表的有关男科疾病防治知识的优秀科普文章，而"问名医"部分的165道问答涵盖了前列腺疾病、不育、性功能障碍、阴茎整形、内分泌五方面的内容，围绕男科常见疾病防治相关问题，进行了深入浅出的讲解，共同探讨男性健康的相关话题，为广大读者朋友们排忧解难，推荐权威性建议，可供广大男科疾病患者朋友们及其家属阅读参考。

　　书稿中还对部分专家作了简介，便于读者朋友们求医就诊时参考。

本书编委会

总　序

　　上海市医学会成立于 1917 年 4 月 2 日，迄今已有 100 年的悠久历史。成立之初以"中华医学会上海支会"命名，1932 年改称"中华医学会上海分会"，1991 年正式更名为"上海市医学会"并沿用至今。

　　百年风雨，世纪沧桑，从成立之初仅 13 人的医学社团组织，发展至今已拥有 288 家单位会员、22 000 余名个人会员，设有 92 个专科分会和 4 个工作委员会，成为社会信誉高、发展能力强、服务水平好、内部管理规范的现代科技社团，荣获上海市社团局"5A 级社会组织"、上海市科协"五星级学会"。

　　穿越百年历史长河，上海市医学会始终凝聚着全市广大医学科技工作者，充分发挥人才荟萃、智力密集、信息畅通、科技创新的优势，在每一个特定的历史时期，在每一次突发的公共卫生事件应急救援中，均很好地体现了学会的引领带动作用。近年来，在"凝聚、开放、服务、创新"精神的指引下，学会不忘初心，与时俱进，取得了骄人的成绩。

　　2016 年，习近平总书记在"全国卫生与健康大会"上发表重要讲话，指出"没有全民健康就没有全面小康"，强调把人民健康放在优先发展的战略地位。中共中央、国务院印发的《"健康中国 2030"规划纲要》明确了"共建共享、全民健康"是建设健康中国的战略主题，要求"普及健康生活、加强健康教育、提高全民健康素养"，要推进全民健康生活方式行动，要建立健全健康促进与教育体系，提高健康教育服务能力，普及健康科学知识等。上海市医学会秉承健康科普教育的优良传统，认真践行社会责任，组织动员广大医学专家积极投身医学科普创作与宣传教育。

　　近年来，学会重点推出了"健康方向盘"系列科普活动、"架起彩虹桥"系列医教帮扶活动和"上海市青年医学科普能力大赛"三项科普品牌。通过科普讲座、咨询义诊、广播影视媒体宣传以及推送科普文章或出版科普读物等多形式、多渠道,把最前沿的医学知识转化成普通百姓健康需求的科普知识,社会反响良好。配合学会百年华诞纪念活动,其间重点推出了百场科普巡讲活动和百位名医科普咨询活动。上海市医学会以其卓有成效的科普宣教工作受到社会各界好评,荣获上海市科委颁发的"上海科普教育创新奖-科普贡献奖(组织)二等奖"、中华医学会"优秀医学科普单位"和"全国青年医学科普能力大赛优秀组织奖",成为上海市科协"推进公民科学素质"百家示范单位之一。

为纪念上海市医学会成立 100 周年,同时将《"健康中国 2030"规划纲要》精神进一步落到实处,我们集中上海医学界的学术领袖和科普精英编著出版这套科普丛书,为大众提供系统的医学科普知识以及权威的疾病防治指南,为"共建共享、全民健康"的健康中国建设添砖加瓦。在这套丛书里,读者既可以"读经典"——呈现《再造"中国手"》等丰碑之作,重温医学大家叱咤医坛的光辉岁月,也可以"问名医"——每本书约有 100 名当代名医答疑解惑,解决现实中的医疗健康困扰。既可以通过《全科医生,你家的朋友》佳作,找到你的家庭医生,切实地感受国家医疗体制改革的努力给大众带来的健康保障;也可以领略《从"削足适履"到"量身定制"——医学 3D 打印技术》《手术治疗糖尿病的疗效如何》等医学前沿信息,感受现代医学科技进步带来的福音。

经典丰满的内容,来源于团结奋进、齐心协力的编写团队。这套丛书涉及上海市医学会所属的 50 余个专科分会,编委达 2 000 余名,参与编写者近 5 000 人,堪称上海市医学会史上规模最大的一次集体科普创作。我相信,每一位参与科普丛书的编写者都将为在这场百年盛典中留下手迹,并将这些健康科普知识传播给社会大众而引以为荣。

在此,我谨代表上海市医学会,向所有积极参与学会科普丛书编著的专科分会编委会及学会工作人员,向关注并携手致力于医学科普事业发展的上海科学技术出版社表示衷心的感谢!

源梦百年、聚力同行,传承不朽、再铸辉煌。愿上海市医学会薪火不熄,祝万千家庭健康幸福!

上海市医学会 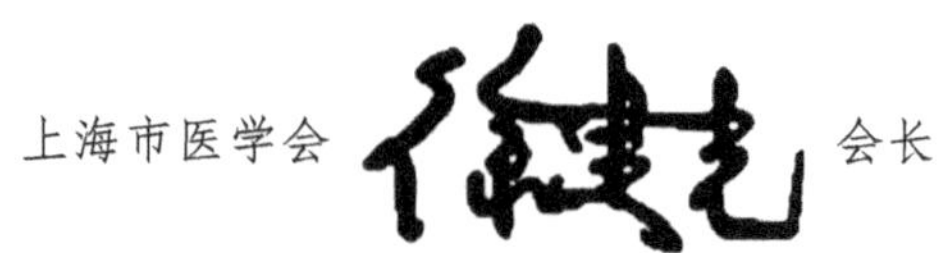 会长

2017 年 5 月

前　言

　　健康中国核心是什么？从某种意义而言，那就是男性健康与女性健康。相对于女性健康而言，男性健康长期被忽视。男性平均预期寿命与健康寿命明显落后于女性，人们对男性健康知识的了解也知之不多。作为从事男科学工作的男科医师而言，我们不仅要了解前列腺疾病、不育、性功能障碍、阴茎畸形等的防治知识，还要了解男性健康的要素，更要探索男性长寿、生育健康下一代的秘密，这正是本书的宗旨。

　　上海市医学会男科专科分会在上海市医学会的指导下，组织分会的众多资深委员、青年委员与热爱男性健康事业的医务工作者，分别从前列腺疾病、不育、性功能障碍、阴茎整形、内分泌等方面，来探讨男性健康的相关话题，答疑解惑，给广大读者朋友们推荐权威性建议，经多方努力，始成此书。

　　本书"读经典"部分内容充实，重在讲清道理，文风幽默风趣；"问名医"部分以问答形式，从大众最关心的男性健康问题入手，给予简明扼要的回答，指导男科常见疾病防治，灵活实用。尤为可贵的是，编写的专家们都强调预防，强调全社会一起重视男性健康。同时，书稿中还附有部分专家简介文字，读者朋友们在求医就诊时，可快速找到专家所在医院，进一步找专家探究防治疾病的措施与路径，更好地维护自身健康。

　　千里之行，始于足下！维护男性健康是关系中华民族复兴、实现中国梦的重大课题之一，我们所有男科同道，应与广大人民大众一起，以揭示男性健康之道、探索男性健康之谜为己任，愿天下男士俱欢颜！

上海交通大学附属第一人民医院男科主任、主任医师、教授

上海市医学会男科专科分会主任委员

中国医师协会男科医师分会干事长

亚洲男科协会秘书长

李　铮

2017 年 12 月

目　录

性|功|能|障|碍|篇| ………………………………………………………… 117

整|形|篇 ·· 140

CHAPTER ONE

1

读经典

一、男性自我生育力保存的价值及前景

据调查，我国近年来不孕不育症呈逐年上升的趋势，国内不孕不育的平均发病率为 12.5%～15.0%，也就是说，每 8 对夫妻就有一对患不孕不育；中国不孕不育患者人数已超过 5 000 万，其中男性因素约占一半。精液质量是男性生殖健康的"晴雨表"，是反映男性生殖健康最基本和最重要的指标。精液质量关系到人口素质、生殖健康水平和种族延续。大多数研究认为，全球成年男性的精液质量呈现出下降趋势，在半个世纪内下降了近 50%。

成年男性随着年龄的增加，生育能力逐步下降，包括睾丸组织逐渐萎缩、精子生成量减少、睾丸组织形态学发生改变、精子突变率和异倍体增加以及精子 DNA 表观遗传学发生改变等，导致精子质量降低（特别是活力）、受孕率降低、流产率增加、子代常染色体显性遗传病增加及胎儿死亡率增加。男性超过 35 岁后，体内的雄激素水平开始下降，且随着年龄的增长，精子使卵子受孕的能力大大降低，这可能与男性年龄增大导致精子 DNA 出现断裂、衰退有关。那么，如何应对男性生育力下降呢？其中一个有效的办法就是提前冷冻保存精子。

人类精子库是目前唯一可以长期冷冻保存精子的机构

人类精子库又被形象地称为"精子银行"，2001 年 2 月 20 日，卫生部颁布《人类精子库管理办法》，对其解释是：人类精子库是以治疗不育症、预防遗传病和提供生殖保险等为目的，利用超低温冷冻技术，采集、检测、保存和提供精子的机构。由此可见，人类精子库技术在全世界广泛应用得益于超低温冷冻生物学的迅速发展。精子的冷冻与人体其他组织冷冻一样，将其暴露于低温的条件之下，会促使细胞代谢延缓，最终将处于一种代谢延缓的休眠状态，从而达到保存的目的。早在 1776 年，国外就有学者发现冰雪天的低温环境可以冷冻人类精子，经过了将近 200 多年的摸索和探究，1954 年成功诞生了世界上首例利用 −79℃ 干冰保存的人精子人工授精的婴儿，就此拉开了冷冻精子以保存男性生育力、治疗男性不育症的宏伟序幕。近一个世纪以来，随着社会的不断进步、男科学领域的研究进展，特别是对男性不育症的研究扩散到医学的各个层面，进而使男性不育症的病因逐渐变得多元化和复杂化：生殖道及生殖腺的感染、内分泌、免疫、遗传学、先天性异常、精索静脉曲张、性功能障碍和环境因素等，与男性不育症的相关性均得以证明。

环境因素对男性生育力的影响近年来备受关注，人类生活在多因素相互作用的复杂环境当中，各种对人类生殖健康有严重危害的物理和化学因素，如辐射、电离、温度、超声、激光、铅、汞等，均可对男性的生育产生致命的打击。据报道，过去的 50 年里人类精子质量持续下降，精子密度平均下降 40％～50％。在这种严峻的背景下，人类辅助生殖技术应运而生，并且已经成为治疗不孕不育的常规手段。

上海市人类精子库的最新统计数据表明，上海及周边地区 20～45 岁男性精液质量堪忧，且随着年龄的增长，精液质量逐年下降。精液质量不达标的人群有 80％的人为"久坐一族"，比如办公室人员、公务员、IT 相关职业人士等。由于社会、家庭、事业等因素的影响，不是每一位男性都能在 25～35 岁生育下一代，错过最佳生育年龄，将增加生育有缺陷子女的概率，给家庭、社会带来痛苦和负担，因此对于那些不能在 35 岁之前完成生育的男性，可以先利用超低温冻存技术将精子冻存起来，在未来考虑生育时，再把保存的精子取出来使用，这就是自我生育力保存，又被称为生殖保险。

生殖保险是守护男性生育力的首要途径

所谓生殖保险，严格来说就是自精保存，就是申请保存者预先将精子取出，然后采用超低温冷冻的方式将男性精子保存在精子库，需要时再将冻存者精子安全复苏，使申请保存者通过辅助生殖技术得到自己的后代，从而达到规避男性未来生育风险的目的。生殖保险主要适用于以下几方面的男性。

（1）肿瘤患者在进行治疗前（化疗或放疗）：高剂量的照射可能造成永久性无精子，此外绝大多数化疗药物可以对男性患者产生不同程度的生殖毒性，使男性精子数量减少和/或精子活力降低，严重者甚至导致不育。因此，肿瘤患者十分有必要在接受治疗前进行生育力保存。

（2）进行可能影响睾丸、前列腺或射精功能的手术前，如前列腺切除术、结肠手术、腹膜后淋巴结清除术等。

（3）服用可能影响射精能力的药物：如利血平可造成男性不射精，降低性欲，诱发性功能障碍；胍乙啶引起阴茎不能勃起、射精延迟；治心律失常的普萘洛尔易导致性欲减弱和阴茎勃起功能障碍。这些患者由于长期服用药物影响性功能和生育能力，也可以将精子保存于精子库。

（4）从事高危职业的健康人群：包括长期在高辐射或高温环境下的工作人

员，如放射科医生、机场地勤工作人员、室外工作者等；或高危环境下工作的人员，如消防员、警察等；长期接触有毒、有害化学物质和重金属的人员，如从事印刷行业或化工行业的人群等。

（5）需要辅助生殖治疗的人群：作为不育症治疗的一部分，可进行附睾穿刺、睾丸活检，这将获得较多精子，这些精子可进行冷冻储存，然后采取辅助生殖技术，或者夫妻长期两地分居者，可先将精液冷冻储存，待需要时解冻使用。

（6）有生育要求但患有生殖系统疾病的患者：如少（弱）精子症患者，由于其精子质量不稳定，甚至精液质量呈下降趋势，为了避免将来出现无精子症，可以先把精子保存起来规避风险；无精子症患者在通过手术获得睾丸精子后，也可以先将精子保存起来。此外，某些取精困难的患者，如不射精症和逆向射精患者，也可以预先保存精子，用于辅助生殖技术治疗。

（7）暂无生育计划，需要保存精子以备将来生育的健康人群。

生殖保险对于肿瘤患者的必要性

肿瘤发病率逐年增高，呈年轻化趋势，随着肿瘤诊断和放化疗技术的进步，肿瘤患者的治愈率和长期生存率显著提高。然而，肿瘤患者在治疗过程中所接受的手术及放化疗都可能暂时甚至永久地伤害生育能力，如睾丸手术、尿道手术、前列腺切除术、膀胱颈切开术和腹膜后淋巴结清除等，可能导致无法生精；另外，高剂量的放射照射可能造成永久性无精子。研究表明单次接受 10 戈瑞（Gy）照射，约有 85% 的患者永久失去生育能力，超过 24Gy 可导致永久性生精障碍。此外，绝大多数化疗药物可以对男性患者产生不同程度的生殖毒性，包括损害男性睾丸生精功能，部分或全部杀死各级生精细胞，从而使男性精子数量减少和/或精子活力降低，严重者甚至导致不育。有研究者比较了化疗后的白血病患者和正常生育力男性的精液质量，发现在 14 例白血病患者中，有 10 例精液未见精子，4 例精子密度及前向运动精子百分率均较正常组明显降低，说明化疗药物会导致精液中精子质量下降，故在进行化疗之前应该提前进行男性生育力保存。

目前，在上海市人类精子库做生殖保险的人群中，男性生育力保存比例中肿瘤患者超过了 1/3。

多学科联合，守护自我生育力

上海交通大学医学院附属仁济医院生殖男科，联合上海市人类精子库、生殖医学中心针对特发性低促性腺激素性性腺功能减退（IHH）导致的无精子症患者，采用多学科诊疗模式（MDT），为患者提供男性不育治疗、男性生育力保存和试管婴儿等一站式的诊疗。目前已有 2 例 IHH 患者经过 GnRH 脉冲泵治疗后成功产生精子，并及时在上海市人类精子库进行生殖保险，其中 1 例患者夫妇已经接受了试管婴儿手术并获得成功，正在孕育自己的宝宝！

针对 GnRH 脉冲泵治疗后能够产生精子的 IHH 患者，我们从患者利益出发，提出了自精保存和试管婴儿同步进行的诊疗方案。一旦该类患者临床发现精子，及时到上海市人类精子库保存精子，为自己的精子上一份"保险"，以备不时之需。同时患者继续治疗，根据精液质量恢复情况准备自然怀孕或者做试管婴儿手术。

不只是 IHH 患者，其他类型的无精子症患者，一旦治疗中发现有精子产生，医生会建议患者及时到上海市人类精子库保存精子，同时继续治疗，准备试管婴儿，最大限度地实现患者生育自己宝宝的梦想！

哪些人（现阶段）不能进行生殖保险

生殖保险也不是人人都适用，对于那些有精神障碍患者、无自主行为能力的人群，以及有性传播疾病如艾滋病、梅毒、淋球菌感染等的患者，都不适用进行生殖保险。

（邱　进　杨　施　陈向锋）

○ 摘编自《性教育与生殖健康》2016 年第 3 期

—— 专家简介 ——

陈向锋

陈向锋，上海交通大学医学院附属仁济医院泌尿外科副主任医师，上海市人类精子库负责人，医学博士。亚洲男科协会副秘书长，中国医师协会男科医师分会男性生殖医学专家委员会秘书长，上海市医学会男科专科分会委员。

擅长男子不育症、少弱畸精子症、性功能障碍、前列腺疾病等的诊治，尤其擅长显微外科治疗在男性生殖系统疾病中的应用，主要研究方向为精原干细胞的培养和分化、雄激素对睾丸生精功能的影响机制等。

二、常用"性药"利弊谈

　　场景一：本市某大医院男科门诊，患者甲正在与男科医生进行"讨价还价"。

　　患者甲："最近一段时间我对性生活根本就缺乏兴趣，我爱人总是责备我，你们这有'伟哥'吗？"

　　医生："'伟哥'不是万能的，对于你来说，'伟哥'是无效的。"

　　患者甲："'伟哥'不是治疗阳痿吗？我这不就是阳痿吗？求求你救救我们这个家庭吧，让我用两粒'伟哥'试试看。"

　　医生："……"

　　场景二：患者乙患有高血压，正在服用硝酸甘油类降压药，近来出现阴茎勃起困难，听说某大医院有新药"伟哥"可以治疗，患者兴冲冲来到医院，但是很快又扫兴而归。

　　在男科门诊，医生常常遭遇患者提出"无理"要求，而患者常常觉得被医生"无理拒绝"。

　　到底是医生"无理"还是患者"无理"？其实，只要我们对一些治疗性功能障碍的药物有一个初步了解，许多问题可以迎刃而解。

　　男子性功能障碍包括性欲低下、勃起功能障碍、射精障碍和高潮缺乏。用于治疗这些障碍的药物有许多，每一种药物针对不同类型的性功能障碍。而每一种药物在使用的过程中有不同的副作用。下面分别加以说明。

　　(1) 性欲低下：目前用于治疗性欲低下的药物有雄激素制剂(睾酮)、曲唑酮等。其中雄激素制剂在使用前必须排除前列腺癌的存在，在使用过程中，必须定期监测血脂、前列腺，根据雄激素类型的不同有些制剂还要检测肝肾功能。曲唑酮可以引起部分患者头痛、嗜睡、恶心、头晕，但发生概率小。

（2）勃起功能障碍：目前治疗勃起功能障碍的药物较多，如曲唑酮、十一酸睾酮、酚妥拉明、西地那非、前列腺素 E_1 等。

1）曲唑酮治疗勃起功能障碍需应用较长一段时间才能见疗效，最近也有专家怀疑其疗效，但此药副作用较小。

2）十一酸睾酮：可用于雄激素水平降低导致的勃起功能障碍。副作用主要是对前列腺有可能的潜在影响。

3）酚妥拉明口服制剂：疗效欠佳，其副作用有头痛、头晕、面色潮红等。

4）西地那非：即"伟哥"，目前比较推崇的一线口服药物，起效快，口服方便。近期副作用有头痛（16％）、面色潮红（10％）、胃肠道反应（7％）、鼻充血，其副作用是剂量依赖性的，在剂量较大时（100 毫克或更大），可能出现蓝视，硝酸甘油是使用该药的绝对禁忌证。

5）前列腺素 E_1（PGE_1）乳膏：起效时间快，疗效较为肯定，但部分患者使用后出现尿道刺痛感。

6）海绵体局部注射药物：这些药物包括罂粟碱、PGE_1、酚妥拉明。注射治疗具有疗效肯定、费用低廉等特点，但可能出现持续勃起、感染、出血、血肿。经常注射，可以出现硬结和海绵体纤维化。

（3）射精功能障碍：不射精可以服用麻黄碱和左旋多巴，逆行射精可以服用丙米嗪，伪麻黄碱和去甲麻黄碱也可用于治疗，对于早泄的治疗可以使用氯丙米嗪和氟西汀。此外，还可以在龟头表面使用麻醉剂，但快感降低；赛庚啶可用于治疗由于抗抑郁药引起的射精功能障碍，但此药会引起疲劳和使抑郁症复发，故一般不建议使用。

（4）高潮缺乏：高潮缺乏往往由药物引起，如一些抗抑郁药物，此时只需要停用药物或改用其他药物就可以缓解，而不需要服用其他药物，但患者停药前一定要咨询原处方医生，了解停药的影响。如果患者一味追求药物作用则造成心理负担，影响进一步的治疗。

此外，有些"性药"使用时，其药物在体内浓度会受到年龄和其他药物的影响，要考虑减少或增加药物剂量。如：对于年龄大于 65 岁、肝硬化、重度肾功能损害的患者，口服西地那非，所需浓度要比正常人群高出 40％～100％。有些"性药"使用不当会带来其他后果，如有些治疗早泄的药物可以诱发勃起功能障碍。

因此，"性药"必须在医生的指导下合理使用，患者一定要根据自己病情选择适合自己的药物，切忌自作主张在保健品商店买药或者不切实际与医生"讨价还价"。

（戴继灿）

○ 摘编自《现代养生》2010 年第 7 期

专家简介

戴继灿

戴继灿，上海交通大学医学院附属仁济医院主任医师，副教授。擅长男性性功能障碍、男性不育、前列腺炎、男子更年期疾病的诊治。

三、他是怎样一步步走到不育的

第一步，工作太累得溃疡

博士研究生毕业后，小杜在一家跨国公司里找到一份理想的工作。为了早日过上有房有车的富裕生活，也为了实现自己的人生价值，小杜工作十分勤奋。上司也很赏识小杜这种拼命三郎式的工作作风，让他长驻广州，负责公司在华南区的商业推广业务。为了完成公司的销售任务，小杜白天黑夜地忙碌着，或策划商业方案，或出差公关……工夫不负有心人，这些年，小杜总是能超额完成销售任务，获得公司的丰厚嘉奖。

然而，不健康的生活方式导致身体的亚健康或不健康却开始惩罚小杜。由于在工作之余，对自己的生活很少关心，一日三餐都没有按时吃，小杜经常胃痛、打嗝、嗳气、反酸，胃口也没有以前好了。同事劝他赶紧到医院去检查一下。

第二步，得了溃疡吃胃药

经检查，小杜得了胃和十二指肠球部溃疡。医生给他开了一些专门治疗胃十二指肠溃疡的药（如西咪替丁等），还对小杜叮嘱了一番，要他注意休息，按时就餐、服药。

为了尽快恢复健康，小杜一直都坚持按时服药。但由于工作性质没变，工作压力不是说缓解就能减轻的，所以小杜还是一如既往地辛苦工作。只要小杜停止用药，胃部不适的症状很快就又复发了。于是，为了防止疾病的复发，小杜不得不长期坚持服药，每晚都要服用西咪替丁。

第三步，吃了胃药精子少

虽然工作很辛苦，溃疡常反复，但小杜想要做父亲的愿望一直很强烈——特别是结婚已经 5 年了，思孙心切的双方家长催了无数次：该生个娃了。

只是，几年来从来没有采取任何避孕措施，小杜的妻子却怎么也怀不上。谁出了问题呢？小杜夫妇在亲友的建议下，去医院生殖中心做检查。结果显示，妻子一切正常，但小杜的精液分析结果令人非常吃惊——化验的结果显示，小杜的精液中竟然只有寥寥无几的精子，这就是小杜夫妇未能生育的原因。

医生为小杜探查可能导致其精子数减少的原因。医生询问了小杜下列问题：在工作中有没有接触过有害的化学物质？新家是否刚刚进行了装修？有没有新购的家具？有没有烟酒嗜好……

小杜一一回答：公司办公环境十分优雅，空气非常清新；工作中没接触过有害化学物质，新居也早在一年前就装修完毕了，不存在化学污染问题；平时既不吸烟，也不嗜酒。

那么，究竟是什么原因影响了小杜的精子数量呢？最后，医生又问小杜最近是不是吃过什么药物。小杜回答说，他因为胃溃疡已吃了近两年的西咪替丁。难道是西咪替丁惹的祸吗？

医生取来西咪替丁的说明书，仔细看看。果然，在西咪替丁的不良反应中，有一个就是会影响精子的生长。医生叫小杜生育前再也不要吃西咪替丁了，并为小杜开了硫糖铝片。医生告诉小杜，硫糖铝能保护胃黏膜，能很好地预防溃疡的复发。停服西咪替丁两个月以后，复查精液时，小杜的精子数回升到了正常水平。

有些药，是精子的"天敌"

药物本来是用来治病的。在人的一生中，难免会有头痛脑热的时候，吃药也就是理所当然的事了。俗话说"是药三分毒"，只是每个人遇到的情况并不一样而已。有些药物的不良反应无关大局，可以忽略不计；有些药物的不良反应对某些人却非同小可。

就拿小杜来说吧，很多有类似溃疡病的人都曾服用西咪替丁，尽管也存在精子数减少的问题，但因为这些人都过了生育期，精子减少的不良反应对他们而言相对不重要。但对小杜来说，这就非常重要了。

据资料显示，很多药物都会影响精子的生长。如棉酚，就是专门用来抑制精子生长的药物。可能影响精子生长的药物还有：苯丁丙酸氮芥、秋水仙碱、复方新诺明、柳氮磺胺吡啶、泼尼松龙、鱼肝油酸钠、解热镇痛药(阿司匹林、对乙酰氨基酚)等。对于期望生育的男士来说，应该尽可能地避免长期服用这些药物。如果已经服用了这些药物，就要在医生的指导下换其他药物。

不过，患者也不要太紧张，大多数药物对精子生长的抑制作用都是可逆的。若不小心服用了上述不利精子的药，停药后可服用一些促进精子生长的药物。

（何家扬）

— 专家简介 —
何家扬

　　何家扬，复旦大学附属上海市第五人民医院泌尿外科教授、主任医师。《现代泌尿外科杂志》及《家庭用药》杂志编委。擅长前列腺疾病、尿石症、泌尿系统梗阻性疾病的治疗。

四、精索成麻花，手术争分夺秒

在一次初三学生的体育课上，同学们正在进行足球比赛。比赛结束后，小赵同学还没有回到教室，突然觉得右侧腹股沟区一阵阵剧烈的疼痛，顿时脸色苍白、大汗淋漓、蹲在地上，不愿动弹。突如其来的情况令老师及同学们手足无措。不知是谁喊了一声："可能是急性阑尾炎，赶紧打'120'吧！"很快，救护车就到了校门口，把小赵送往医院的急诊室。医生经过紧张有序的检查，排除了急性阑尾炎的诊断。

检查时，医生还发现小赵右侧的睾丸触痛很明显，于是又安排他立即去做B超检查。发现右侧睾丸肿大、血流明显减少，符合睾丸扭转的征象，于是把他转到了泌尿外科。在泌尿外科，医生再次检查患者后，确认了睾丸扭转的诊断，决定立即进行手术治疗。经过手术探查，发现睾丸肿大、颜色发紫，精索扭转了360°。医生把睾丸复位后又观察了一阵子，看到睾丸渐渐恢复了红色，确认睾丸的血供得到恢复后，决定做睾丸固定术，把睾丸与阴囊壁固定好，以防日后再发生扭转。当手术室外焦急等待的家长、老师和同学获悉这个结果后，都长长地舒了口气。

睾丸扭转也称精索扭转，主要发生于剧烈运动或暴力损伤阴囊时，因外力或各种情况使螺旋状附着于精索上的提睾肌剧烈收缩，导致睾丸精索扭转，以至于供应睾丸的血管因扭转而阻塞，如不及时发现及治疗，会导致睾丸血液循环障碍，引起睾丸缺血和坏死。它是青少年阴囊急性肿痛的重要原因。它的发病率虽不高，但由于发病急骤，后果相当严重。

睾丸扭转产生的原因，大致有两点。①睾丸和精索的先天畸形：先天性睾丸系膜过长、附睾与睾丸接合不完全或附睾及部分精索在鞘膜内过度活动，都可导致睾丸精索扭转。②后天诱发因素：如睡眠中、性生活和手淫时，提睾肌随阴茎勃起而收缩，使睾丸扭转；其他如剧烈活动，或咳嗽、阴囊受暴力伤害时都可诱发睾丸扭转。

扭转的时间越长，度数越大，则血管梗阻、组织水肿也愈严重。严重扭转 4 小时以上，睾丸就可以出现颜色改变、缺血坏死或不可逆性睾丸萎缩。缺血 10 小时以上，睾丸生精和内分泌功能可完全被破坏。因此，应尽早明确诊断和手术复位。

睾丸扭转的临床症状如同小赵那样，可表现为突发性阴囊剧烈疼痛，可沿精索传导或向下腹或股内侧放射，睾丸肿大，伴恶心、呕吐症状，一般无发热。有部分患者在睡眠中发生，或无任何诱因。由于精索呈麻花状扭曲并缩短，睾丸被提高到阴囊上部，继而阴囊内部内容物肿胀，鞘膜内发生积液。医生检查时可见阴囊肿大，皮肤红肿，睾丸肿大上移呈横形，触痛明显，若托起阴囊或睾丸时疼痛加剧；因精索扭转而缺血，使睾丸、附睾均肿大，界限不清，难以鉴别。

在睾丸扭转的诊断中，超声多普勒或彩色 B 超检查有决定性的作用。它可以显示患侧睾丸血流供应情况。一旦发现血流供应受阻，就应立即考虑睾丸扭转的可能性。对于 B 超表现不明确，而临床上又不能排除睾丸扭转的患者，必须重复检查，直至明确诊断为止，"不达目的，誓不罢休"。

由于本病的症状易与急性睾丸炎、急性附睾炎、腹股沟斜疝嵌顿、睾丸附件扭转、输尿管结石等疾病相混淆，因此鉴别诊断极为重要。尽可能缩短睾丸缺血时间是挽救睾丸的关键。而在诊断可疑时，应抓紧时间，立即手术探查。事实上，我们经常遇到因为误诊而导致睾丸坏死不得已而切除睾丸的情况，应当引以为戒！

睾丸扭转的治疗方法是尽快手术探查。一旦发现血流供应受阻，就应立即考虑睾丸扭转的可能性，手术应该"争分夺秒"，使扭转的睾丸尽快复位，恢复睾丸的血供，挽救睾丸。优柔寡断只会延误时间，势必造成不可挽救的睾丸坏死。手术中，若睾丸色泽不能恢复，说明睾丸坏死已成定局，则可考虑睾丸和附睾切除。

（何家扬）

○ 摘编自《家庭医生》2012 年第 14 期

五、小便多就是前列腺增生吗

前列腺增生对排尿影响较大。人的尿液通过尿道排出体外，而尿道从前列腺中穿行而过，故前列腺是尿液的必经之地。增生的前列腺会压迫尿道，使尿道变得狭窄，人因此会出现尿频、尿急、尿不尽、尿等待、尿线细等症状。如未及时治疗会使病情加重，可能导致患者完全无法正常排尿，甚至肾功能衰竭。

小自测：3题了解你的前列腺

请回答下列问题。

你是否感到自己排尿次数增多，夜里更为明显（正常夜尿每晚0～1次），常常每晚排尿3～4次？

你是否出现过尿线纤细，尿不成线，滴沥而出？

你是否有过小便排不出，或者出现膀胱过度充盈自动溢出尿液的情况？

如果你的回答都是"是"，那么你的前列腺很可能已经出现问题了。

前列腺增生其他可能出现的症状，还包括如下几种。①血尿：前列腺增生引起镜下或肉眼血尿，是老年男性常见的血尿原因之一。此外膀胱镜检查、金属导尿管导尿、急性尿潴留导尿时膀胱突然减压，均易引起严重血尿。②可出现尿急、尿频、尿痛。严重时会出现发热、腰痛及全身中毒症状。③膀胱结石下引起尿路梗阻、伴发膀胱结石时，可出现尿线中断，排尿末疼痛，改变体位后方可排尿等。④晚期肾功能损害可引起食欲不振、贫血、血压升高，或嗜睡和意识迟钝。⑤长期下尿路梗阻可引起疝、痔和脱肛等。

那么，生活中应该如何预防前列腺增生？

（1）春夏避免受凉，秋冬注意防寒。

（2）绝对忌酒饮酒，少食辛辣刺激和油炸食品。

（3）不憋尿，以免造成膀胱过度充盈，使膀胱逼尿肌张力减弱或变性，造成膀胱功能障碍，做到有尿就排。

（4）不宜过度劳累，避免久坐或长时间骑车，长时间久坐或骑车可造成对前列腺的直接压榨，引起前列腺充血，诱发前列腺炎。

（5）适量饮水，减少尿液浓缩而形成不溶的结石，同时适度饮水利于尿道的冲洗，减少炎症的发生。

（6）慎用药物：有些药物会加重排尿困难，剂量大时可能引起急性尿潴留，典型的有阿托品、颠茄片及麻黄碱片、异丙基肾上腺素等。近年来又发现钙阻滞剂和异搏定（维拉帕米）能促进催乳素分泌，并可减弱逼尿肌的收缩力，加重排尿困难，故这些药物宜慎用或最好不用。

（李爱华）

○ 摘编自《康复》杂志 2015 年第 11 期

—— 专家简介 ——

李爱华

　　李爱华，同济大学附属杨浦医院泌尿外科主任医师、医学博士。中国医师协会男科医师分会培训委员会委员、上海市医学会泌尿外科专科分会委员、上海市医学会男科专科分会委员、上海市泌尿外科会诊咨询服务部专家、上海市医疗技术临床应用能力评估专家库成员。

六、"无中生有"：三招治疗"无精症"

由于遗传、环境、饮食结构以及生活方式等因素的影响，全球每 8 对夫妻中就有 1 对面临生育困难的问题。其中，由于男方因素导致约占一半。最为常见的问题就是——无精子症。无精子症分为 3 种类型，最常见的是睾丸性无精子症，由于睾丸本身疾病，导致睾丸内生精小管功能衰竭，无法产生精子；其次是睾丸精子输出管道发生先天异常或梗阻，导致精子排出障碍，这是生精管道的疾病。比较少见的是第三种类型，由于下丘脑、垂体疾病导致生殖激素分泌异常，影响睾丸生精小管功能。对于精子输出管道或下丘脑垂体疾病导致的无精子症，男科医生完全可以做到"无中生有"；对于睾丸性的无精子症，最新的疗法可使部分患者的睾丸内重新产生精子。

第一招：综合辅助治疗，关键词：调节

当一位无精子症患者检测性激素，发现促性腺激素（FSH、LH）与睾酮水平均比较低，即所谓"激素三低"时，或伴随有鼻子嗅觉降低，这时考虑是下丘脑垂体分泌激素障碍导致的无精子症，应用药物可以治疗这种无精子症，根据患者的具体情况，采取肌内注射或垂体激素泵治疗半年，约 50％ 的这类患者可以实现精液中精子的"无中生有"，精子出现的同时，精液量也逐渐增多，胡须、喉结或腋毛等逐步出现。当然，部分患者选择使用芳香化酶抑制剂、肉碱类药物和中药辨证论治，也可以重新启动睾丸的生精能力，使精液中出现少量精子。一旦出现精子后，推荐马上到医院开始精子冻存，启动"造人计划"。

第二招：显微与微创手术再通输精管道，关键词：疏导

如果是输精管道的堵塞（最常见的原因是绝育后或附睾炎症）导致的无精子症，检查会显示：睾丸大小正常，甚至偏大，性激素五项也是正常的。此时，判断梗阻的位置很重要，输精管道可以梗阻在睾丸网、附睾、输精管或射精管与后尿道、前尿道等位置。对于这种梗阻性无精症，医生更可以做到"无中生有"。目前，医生可以通过无创或微创的显微手术和腔镜手术，重建男性精子的输送管

道。显微镜下，医生可以使用只有头发 1/4 粗细的线缝合输精管和附睾管；即使婴幼儿时期做的疝气手术损伤了输精管道，抑或在前列腺内的射精管的梗阻，目前也可用腹腔镜手术或经尿道的精道镜治疗，重新给患者的精子大军建立新通路。

第三招：显微取精与干细胞治疗，关键词：创造

排除了上面的原因后，由于睾丸本身或未知因素导致的无精子症，是目前医生面对的最为棘手的问题，也是医学界的难题之一。对于这部分患者，我们的经验是：不急于做显微取精手术，先进行药物治疗，多给患者一些康复的时间和机会。最近研究发现：一些药物如芳香化酶抑制剂、肉碱、PDE_5 抑制剂和中医辨证论治都有一定的临床疗效。治疗 3～6 个月的过程中，部分患者精液离心检测会发现不动的精子甚至活动的精子，此时建议将这部分稀少精子冻存，对于不活动的活精子也可以选择冷冻保存，实践证明这部分精子也是可以使卵子受孕的。治疗半年后，仍然没有检测到精子的患者，可以考虑接受"三步法"显微取精手术。约有近半数的患者还是可以取到不成熟的精子，此时男科实验室医生可通过稀少和/或单精子冷冻保存新技术，将每一条珍贵的精子完整抓取并冷冻保存用于后期的试管婴儿手术。

应用自身干细胞体外诱导培养成精原细胞甚至精子，是所有男科医生的梦想。振奋人心的消息是：2013 年上海交通大学附属第一人民医院男科团队率先成功应用隐睾患者的生精细胞体外成功诱导出有功能的精子细胞；并且建立人类精原干细胞分化至精母细胞的体外培养体系，科研团队夜以继日的辛勤工作并始终坚信："无精变有精"一定会实现。有了精原细胞甚至精子以后，应用新一代的试管婴儿技术，患者拥有自己遗传背景的孩子将不再是梦想。

总之，随着医学科技的不断进步，治疗"无精症"的方法会越来越多，越来越成熟。给患者带来福音并帮助他们创造生命，是医者最开心的事，值得医者永不止步地追求。

（李　铮）

○ 摘编自《大众医学》2016 年第 2 期

— 专家简介 —

李　铮

李铮，医学博士。上海交通大学附属第一人民医院泌尿中心男科/盆底尿失禁外科主任、辅助生殖科副主任，博士生导师。上海市医学会男科专科分会主任委员，中国医师协会男科医师分会总干事/男性生殖医学专家委员会主任委员，亚洲男科协会秘书长/男性不育专业委员会主任委员，中华医学会生殖医学分会人类精子库学组委员，上海市医学会生殖医学分会委员。

致力于男性不育显微外科治疗/精子发生机制与干细胞向精子诱导分化、勃起障碍的阴茎假体手术治疗等转化医学研究。

七、浅谈男科显微手术

随着医疗科技的高速发展，眼下男科医生通过显微技术可以实施在显微镜下进行微创手术，比如对无精子患者实施显微取精术，对阴囊静脉曲张患者实施显微精索静脉结扎术，对梗阻性无精子症患者进行输精管与附睾管吻合术或者输精管—输精管吻合术等。

在显微镜的帮助下，可将手术视野放大 10～20 倍，这样一来，曾经的细不可见、触之不及的微小器官组织就完全暴露在医生的"眼皮子"底下。再借助"迷你"手术器械，止血效果极好的双极电凝刀，精致的外科手术钳以及细如发丝的手术线，便可以完成一台在显微镜帮助下的完美微创手术，起到创伤小、恢复快的治疗作用。

人类为了生命的延续，一直在一些未知的领域里探索。以前业界比较重视妇科方面的疾病研究，殊不知男性的生殖机制其实也非常的复杂和绝妙，生殖系统好比是一个独特的微观世界，这个微观世界的源头——睾丸，是由数千根直径 200 微米左右的小管子组成，精子在这里生长之后离开睾丸，到达第一个栖息之地——附睾。随后依次经过输精管、射精管，经尿道排出体外。由于这条精子之路，其直径都是纳米级，一旦发生异常情况，运用传统手术方法难以解决由于管道梗阻所导致的无精子症。现在依靠显微技术，可以巧妙地修复精子离开睾丸后的通路，包括附睾病变或由于炎症和部分先天性疾病引起的无精症等。当下，显微外科技术越来越广泛地被临床采纳运用，就因为它可在常规的手术基础上做到精雕细琢，最大限度地提高了术后效果。

其次，开拓腹腔镜、显微镜双镜结合，对输精管修复术与探寻生精小管的特性、显微取精术方面的好处也不容小觑。依靠显微技术，改变了以往无法用肉眼所能完成的手术，为辅助生育、关注男性生殖健康铺就了希望之路。

目前，有关方面正在尝试用显微技术，从干细胞再造精子细胞的过程已为期不远，相信只要通过不断地摸索，不久的将来，一定能为缺乏生育功能的男性同胞完成做父亲的愿望。作为一名男科医生，我们的使命是神圣的，任重而道远，让我们共同为人类生生不息、薪火相传而努力！

（李　铮）

八、PSA 高，前列腺穿刺活检需要做吗

老孙年近古稀，平时除了有点轻度高血压身体一直很好。一次体检验血发现他的前列腺特异性抗原（PSA）值较高，达到 9.3 纳克/毫升（ng/ml）。医生让他尽快去泌尿外科专科进一步检查，排除前列腺疾病。他想自己晚上夜尿也就起来一次，排尿不费力，也没有血尿、疼痛等不适，怎么会有前列腺问题呢？

医生告诉他，PSA 是一种前列腺肿瘤特异性指标。PSA 增高需要排除前列腺癌，但部分前列腺增生、前列腺炎，以及进行前列腺组织按摩或相关操作，也会引起 PSA 的升高。老孙接受医生建议，复查了 PSA，同时又做了一个前列腺磁共振检查。结果很快出来了，PSA 数值仍然偏高，同时磁共振也发现前列腺周边区有一个可疑小结节。医生安排老孙尽快接受前列腺穿刺，以排除前列腺癌的可能。

前列腺穿刺是否有必要做，穿刺是否会很痛？万一是肿瘤，穿刺会造成肿瘤转移吗？面对老孙的疑问，医生解释道，前列腺穿刺是一种创伤很小的操作，简单来说就是用一根细针经会阴或者直肠，从前列腺不同部位穿刺收集前列腺活检组织。一般取 10～14 针组织，每条组织也就类似细针粗细，长 1～2 厘米。由于前列腺穿刺活检是一种病理学诊断方法，目前仍是诊断或排除前列腺癌最准确的"金标准"，是任何影像学检查所无法替代的。前列腺穿刺时会局部打一些麻药，而且穿刺时间很短，疼痛较轻，大多数患者都可以耐受。同时由于是细针穿刺，一般不会造成前列腺肿瘤局部转移。少数患者接受前列腺穿刺后会有短暂血尿和发热，通过口服抗生素和多喝水，一般 2～3 天后都能得到缓解。

所以即使是付出一些小痛苦，但得到的诊断和治疗上的收益却是巨大的。

因为一旦早期发现前列腺癌，通过积极的治疗完全能够达到治愈；当前列腺癌完全局限在前列腺包膜内，通过根治性前列腺癌切除术，可以彻底切除肿瘤。相反，如果拖延几年再发现，很可能会出现肿瘤局部和远处的转移，这时再去治疗效果会大打折扣，甚至危及患者生命。听了医生的分析后，老孙马上接受了前列腺穿刺活检检查。

一周后病理报告出来了，老孙确实患上了前列腺癌。老孙很快住院并接受了腹腔镜下前列腺癌根治术，手术很成功，术后的病理报告提示前列腺肿瘤完全局限在前列腺包膜内，同时切缘、精囊和局部淋巴结也都没有发现肿瘤侵犯。由于是腹腔镜微创手术，老孙术后恢复得也很快，术后 2 天就能下床走动了，术后 7 天就拆线出院了，术后一个月排尿基本恢复正常。术后随访检查血 PSA、局部 CT 和胸片都正常，性功能也基本恢复到手术前水平。

前列腺癌是老年男性常见的恶性肿瘤，是欧美国家中男性发病率最高和死亡率第二的恶性肿瘤。近年来其在国内的发病率也急速上升，已经成为国内男性泌尿系统最常见的恶性肿瘤。前列腺癌临床症状非常隐匿，它和老年男性常见的良性前列腺增生（BPH）常常伴随发生，同时它又没有类似 BPH 的排尿不畅、尿频、尿急的症状，临床上往往容易忽视。因此，许多患者等出现血尿和排尿困难等不适症状再去就诊，已经错过了前列腺癌的最佳治疗时机。

老年男性应每年定期体检，特别是血 PSA 的检查能够早期发现前列腺癌的蛛丝马迹。一旦怀疑罹患前列腺癌可能，需要进一步明确诊断，包括前列腺的经直肠超声、磁共振和肛指检查。如果还是诊断不明确或者高度怀疑，建议尽快做一次前列腺穿刺活检。目前临床上多采用细针多点穿刺，患者从中获益明显，同时痛苦较小，是值得推广的前列腺癌明确诊断的重要手段。早期前列腺癌，一般通过微创腹腔镜手术可以达到根治肿瘤的目的。因此，定期体检特别是血 PSA 检查和及时前列腺穿刺活检，是早期发现和及时治疗前列腺癌的关键。

（卢慕峻）

○ 摘编自《新民晚报》2014 年 12 月 15 日

— 专家简介 —

卢慕峻

卢慕峻，上海交通大学医学院附属仁济医院男科主任、泌尿外科副主任，上海市男科学研究所常务副所长（主持工作），主任医师，医学博士、教授、博士生导师。

擅长男科疑难疾病的诊治，特别擅长男性外生殖器整形修复和男科肿瘤的微创手术治疗。

九、手术室里的"画家"——达·芬奇

提起达·芬奇这个名字，人们自然会想起意大利著名画家莱昂纳多·达·芬奇，他那精细的画风，并充满想象力，使其作品留存至今，依然受人追捧敬仰。如今先进的外科手术室里，也出现了一位达·芬奇，它是谁？它不是画家，也不是一名外科医生，而是一台多臂的外科手术机器人。不要小看它，这位达·芬奇秉承了手法精细的风格，使得外科医生更轻松、更准确地完成手术。

达·芬奇机器人手术系统最初是由美国航空航天局(NASA)设计制作的世界上第一台类人机器人，当时是为了实现地球与太空远程手术而发明的，命名为达·芬奇，以此来纪念达·芬奇。如今欧美各大知名医院大部分装备了此手术系统，主要用于外科手术。

生活实例

　　83岁的陈老先生平日身体健康，今年体检时不幸查出罹患前列腺癌，因老陈年龄过高，风险较大，而未予手术治疗。他抱着试试看的心情，来到了复旦大学附属华山医院，泌尿外科医生详细了解病情并全面检查，发现尽管老陈年龄偏高，但属前列腺癌早期，且没有糖尿病、心脑血管等伴发症，于是决定应用达·芬奇机器人手术系统，为他进行前列腺癌根治性切除术。手术当日，医生并没有常规洗手消毒，而是坐在距离手术床2米的操作台前，而达·芬奇机器人手术系统准确地将医生的各个动作传递到机械手臂，并产生立体三维图像和一定的力反馈，使得手术者如临其境。手术获得圆满成功，而患者身上只留下几个0.5～2.0厘米的小切口。术后几天陈老先生就能下床活动，随后康复出院。

专家指出，对于65岁以下、早期前列腺癌患者，前列腺癌根治性切除术一般是首选治疗。随着生活条件的改善和人均寿命的提高，年龄高但其他身体条件较好的患者,根治性手术治疗并不是禁忌证。利用达·芬奇机器人手术系统进行的手术,损伤更小、痛苦更小、康复更快。另外,医生通过三维目镜可更好地监测手术过程,机械臂和人手的功能一样,甚至可以完成常人难以完成的细小动作,如有更加细小的关节,可以旋转540度,是正常人手旋转的两倍,所以更加灵活、准确。

曾有专家说过:"达·芬奇机器人系统,是一项革命性的创意,使得医生开刀有点像打'游戏机',而我们外科医生就像钻进患者的肚子里,精确地切除病灶。它标志着人类进入微创外科的新纪元。"

复旦大学附属华山医院院长丁强教授高瞻远瞩,于2015年率先引进了最新型的四臂达·芬奇机器人手术系统。组织多批人员前往美国等地进修学习并获得了达·芬奇机器人手术系统国际适任证书。

目前我院泌尿外科手术团队,在麻醉科主任王英伟教授、彭晓琼护士长等护理团队的配合下,还成功实施了机器人辅助的腔静脉后巨大肾上腺肿块切除术、机器人辅助的肾癌部分切除术、机器人辅助后腹膜淋巴结清扫术等1 100 余台微创手术,并完成大陆首台达·芬奇机器人辅助腹腔镜全膀胱切除及原位肠代膀胱术。

相信这位21世纪的手术室"画家"达·芬奇机器人,将为更多的患者造福!

(沈周俊)

—— 专家简介 ——

沈周俊

沈周俊,教授,主任医师,博士研究生导师,复旦大学附属华山医院泌尿外科主任,国际泌尿外科学会会员,亚洲男科协会会员,中华医学会泌尿外科学分会肿瘤学组委员、男科学分会委员,上海市医学会泌尿外科专科分会主任委员,《中华泌尿外科杂志》等国内外相关学术杂志编委。

长期从事泌尿外科及男科临床、科研和教学工作。成功主持完成(主刀)各种泌尿外科和肾上腺微创手术(包括机器人腹腔镜、腹腔镜、经尿道前列腺电切术等)250 余台/年、开放手术 300 余台/年。

十、面对 PSA：既要警惕，又勿过虑

作为一名泌尿外科医生，在 30 年的临床工作中，有两类前列腺癌患者总会使我感到深深的焦虑和不安。一类患者虽然在健康体检过程中已然发现自己的前列腺特异性抗原（PSA）升高，但由于自己不够重视，一拖再拖，等到前来医院就诊时，前列腺癌已经进展到晚期甚至出现转移，痛失了治疗时机。另一类患者恰恰相反，他们偶尔一次检查发现 PSA 略微升高，从此就坚信自己得了前列腺癌，惶惶不可终日，跑遍了全国各大医院，不仅浪费了大量的钱财，而且给自己和家人带来了巨大的身心痛苦。这两类典型的患者反映了一个巨大的医学问题，这就是：即便在上海这样医学普及程度高，信息渠道通畅的发达城市，人们对于前列腺癌早期诊断指标 PSA 的认识也存在很大的误区。希望以下的文章能够带领大家冲破 PSA 的误区，为挑战前列腺癌这个老年男性的"杀手"把好第一关。

近 20 年来，我国前列腺癌的发病率急剧增长，在北京、上海、广州等大城市已然成为威胁老年男性生命健康的重大"杀手"。随着社会各界对前列腺癌相关知识的普及，人们对 PSA 这个新名词也有了一定的认识。然而，在平时的临床工作中我们发现：很多患者对 PSA 的理解存在偏差，导致了不少前列腺癌诊治方面的误区，甚至产生了严重的后果。

PSA 是前列腺特异性抗原的英文简称，它是迄今为止在前列腺癌诊治中使用最为广泛的一个肿瘤指标。多数情况下，当患者得了前列腺癌以后，血液里的 PSA 就会升高（正常值是 4 纳克/毫升），而当前列腺癌得到有效的治疗，PSA 水平又会出现不同程度的下降，因此 PSA 既是诊断前列腺癌的重要工具，又是检测前列腺癌治疗效果的良好指标。

PSA 的检测是通过抽血进行的，一般当天就能得到结果，方法简便、价格低廉，抽血前是否进食也不影响检查结果。这项检查早在 1994 年就在国内的临床中开始使用了，时至今日，很多单位 50 岁以上员工年度体检中也加入了这项指标。随着 PSA 临床使用的日趋广泛，面对自己的 PSA 检查结果该如何解读？临床工作中，我们总结了两大"误区"非常值得注意。

误区一：警惕不足，延误时机

同许多其他恶性肿瘤一样，前列腺癌需要早期确诊才能得到更好的治疗效果。早期前列腺癌进行根治手术或者放疗，5 年的总生存率可以接近 100％；而一旦到了晚期，5 年的生存率只有 28％。PSA 在前列腺癌的早期诊断中起到了至关重要的作用，事实上，正是由于有了 PSA 这个检测项目，国内早期前列腺癌的确诊率已经有了十足的提高。

在很多欠发达的城市和地区，PSA 还没有成为一项常规的体检项目，这就需要人们了解这项检查的重要性，一旦到了适合的年龄（50 以上），每位男士都应该去医院做一下这个检查。一旦检查 PSA 的数值超过正常（4 纳克/毫升），必须到正规的医院做进一步的诊断，排除前列腺癌。

令我们临床医生感到遗憾的是，即便是在上海这样的发达城市，很多前列腺癌患者确诊的时候已经到了中晚期（全国的数据显示这一比例甚至高达 50％）。而且，这其中一些患者甚至在 2～3 年前已经发现自己的 PSA 升高了，只是自认为"我排尿没有任何问题呀，肯定没关系的"，因此就没有引起足够的重视，直到PSA 高到了"吓人"的程度（几十甚至上百）才被家里的亲属带来就诊，怎奈此时已经丧失了前列腺癌的最佳治疗时期。这样的事情在临床工作中几乎天天能碰到，充分显示了我们对前列腺癌的科普教育还有很多工作要做。

误区二：过度惊扰，草木皆兵

与第一个误区相反，也有些患者过于看重 PSA 检测的结果，被一次异常的PSA 检查数值弄得忧心忡忡，从头脑里错误地把"PSA 升高"跟"前列腺癌"画上等号，结果导致整天心神不定，甚至出现全身不适的症状。

PSA 升高就能确诊前列腺癌了吗？答案当然是否定的。前列腺癌一定要通过"前列腺穿刺"找到癌细胞才能确定。事实上，当 PSA 位于 4～20 纳克/毫升这个区间的时候，前列腺穿刺发现癌细胞的阳性率只有 20％～30％，即便是我们开展的新型靶向穿刺等技术，阳性率也仅为 40％左右。

很多患者的 PSA 升高并非由前列腺癌造成，比如前列腺肥大、尿路感染、前列腺的炎症等情况也会引起 PSA 的升高。当单次测定 PSA 发现升高以后，最好的处理方案就是带着检查结果，尽快到正规医院的泌尿外科就诊。医生会有更多的办法帮你来确定 PSA 升高的原因，千万不要自己担心害怕，甚至讳疾忌医，这样只能增加自己和家人的心理负担，对健康百害而无一利。

总之，对于前列腺癌这个疾病，早期诊断早期治疗是毫无争议的，但对于

PSA 这项检查，一定要注意：既不可放松警惕、听之任之，也不要过度担忧，承受无谓的担心疑虑。只有在泌尿外科专家的帮助下，才能对自己的 PSA 检查结果给以最准确的解读，这才是正确对待 PSA 检测的方法。此外，临床科学家们也在不懈地努力，试图寻找到前列腺癌更好的诊断指标和策略，比如我们团队前期发现的融合基因、单核苷酸多态性(SNP)等一些新型指标，在初期的临床应用中已经展示出很好的辅助效果，使得 PSA 指标意义的解读更加精准，在不久的未来，相信这样的新型诊断策略一定会给前列腺癌患者带来巨大的福音。

（孙颖浩）

○ 摘编自"好大夫在线"孙颖浩院士个人网站 2016 年 2 月 2 日

—— 专家简介 ——

孙颖浩

孙颖浩，中国工程院院士、教授、博士生导师，海军军医大学校长。国际泌尿外科学会、欧洲泌尿外科学会、亚洲泌尿外科学会会员，中华医学会泌尿外科学分会主任委员，上海市医师协会泌尿外科医师分会主任委员，全军第九届泌尿外科专业委员会主任委员，《中华外科杂志》《中华泌尿外科杂志》等编委。

长期致力于前列腺癌、泌尿系结石和微创泌尿外科技术的研究，并取得了卓越的成就。

十一、前列腺癌有何预兆和症状

虽然前列腺癌有起病隐匿的特点，但只要做个有心人，还是可以觉察到一些"蛛丝马迹"。①早期前列腺癌可无任何预兆症状，仅仅是体检时发现 PSA 升高或直肠指检前列腺有异常。②出现排尿障碍，表现为尿频、尿急、排尿不尽甚至尿潴留或尿失禁。这些排尿困难症状与前列腺增生相似，容易误诊。③出现乏力，体重减轻，全身疼痛，可能是晚期进展性前列腺癌。④出现骨痛、骨折或瘫痪，可能是前列腺癌已经转移到骨。⑤出现腿部肿胀，可能发生淋巴结转移，淋巴结肿大压迫而导致下肢血循环障碍。

什么时候需要进行 PSA 的检查

《中国泌尿外科疾病诊断治疗指南》建议：①50 岁以上男性每年应接受例行的 PSA 检测和直肠指检。②对于有前列腺癌家族史的男性人群，应从 45 岁开始进行每年一次的检查。③对于直肠指检异常，有临床征象（如：骨痛、骨折）的男性应进行 PSA 检查。④对初次 PSA 异常者建议复查。⑤提醒：PSA 检查应在前列腺按摩后 1 周，膀胱镜检、导尿操作后 48 小时后，射精 24 小时后，前列腺穿刺 1 个月后进行。同时应无前列腺炎、尿潴留等疾病。

前列腺癌与前列腺增生症、前列腺炎之间有没有关系

前列腺癌与前列腺增生症、前列腺炎虽然同是前列腺器官发生的疾病，但却是三种完全不同的疾病，三者之间完全没有必然的关联。

前列腺癌与前列腺增生症大多数发生于 50 岁以上男性，症状有或无、轻或重，都可以加以区分，而前列腺炎主要发生于中青年男性，症状与癌、增生也不相同。

从病变部位、性质来看，三者也互不相同，前列腺癌的主要病变部位在前列腺外周带，是腺细胞的恶性病变；前列腺增生症的病变部位在前列腺移行带和中央带，主要是前列腺间质增生，而前列腺炎则是生殖系统的感染，不是单独的疾病，而是前列腺炎综合征。临床上前列腺增生症手术后，仍可患前列腺癌，也证明两者之间的区别。因此，目前医学上对前列腺癌与增生、炎症之间是否相关缺

乏依据。

防治前列腺癌，生活上应注意些什么

（1）合理饮食，让食物多样化，注意多食植物类食物，每天食物中谷类、蔬菜、水果、豆类应占 2/3 以上，主食粗细粮搭配，荤素兼有。食用西红柿及其制品、豆制品（低脂豆奶、豆腐、豆类蛋白粉等），可降低患前列腺癌的风险。

（2）饮食中蛋白质以鱼类为主，摄入有益脂肪酸，尽量避免高动物脂肪的摄取。

（3）多喝绿茶是有益的。

（4）戒烟限酒。

（5）保持合适的体重，坚持适当活动，拥有积极向上的心态。

（6）适量的钙质和维生素 D，预防骨质疏松。

（王国民　陈　伟）

—— 专家简介 ——

王国民

王国民，复旦大学附属中山医院泌尿外科教授、主任医师、博士生导师。目前担任 10 多本学术期刊的编委或副主编。现任复旦大学泌尿外科研究所顾问，中国中西医结合学会泌尿外科专业委员会常务委员，上海市中西医结合学会泌尿男科专业委员会主任委员。

擅长泌尿系统肿瘤、结石、前列腺及男科疾病诊治。

十二、阴茎不以大小论英雄

在泌尿男科门诊的诊室，经常会遇到一些人因为担心阴茎太小来咨询，其中较多的由父母带来的幼小男孩或者成年男性。

追求"性福"是人类普遍的基本生活要求。阴茎发育不良、阴茎外伤后缺损、小阴茎畸形导致阴茎短小时，会导致性生活不和谐甚至性生活无法正常进行，的确会给患者带来肉体和精神上的痛苦。但是，一些人包括正常男性和女性，因被错误的观念误导，加上医学知识缺乏，总以为男人的"生命之根"总是越大越好，往往误入歧途，自寻烦恼。

现代医学认为，除了某些先天性或遗传性阴茎发育不良或者因为外伤导致的阴茎短小之外，绝大多数男性的阴茎因为个体差异、种族差异，即使存在一定程度的大小不同，都应该归属于正常范围，不影响性生活的快感，所以医生提倡的正确观点是"阴茎不以大小论英雄"。

首先，我们应该知道阴茎在其发生与发育分的四个阶段大小也有变化：①孕10～12周，在胎盘分泌的睾酮刺激下，阴茎刚刚分化好，一般只有 3.5 毫米长。这个时期，如果母体因为环境或者药物的影响，胎盘雄激素分泌不足，往往导致胎儿阴茎分化或发育异常；②孕 6 个月后，阴茎生长速度很快，已达 2.5～3.5 厘米，这时胎儿垂体开始自行分泌促性腺激素 LH 和 FSH；③出生后至青春期前，阴茎生长缓慢，这是因为下丘脑、垂体发育慢，睾酮水平也低的缘故。这个时期，如果太胖导致下腹部脂肪堆积，会把本来未发育长大的阴茎包埋在脂肪堆里，父母会误以为阴茎发育不正常；④青春期开始后，垂体和睾丸激素分泌旺盛，阴茎迅速长大，增长增粗，仅 5 年左右就达到成人水平。进入老年期后，随着性激素水平的显著降低，阴茎又开始继发性退化。

根据上述阴茎发育分期，我们知道正常情况下，婴儿阴茎短小是常见的，属生理现象，但随着年龄增长便会渐渐长大。如果到青春期前，阴茎仍未见明显增大，看上去只像一个突起的小丘，其上为柔软的皮管，前端开口细如针孔，虽然排尿还算正常，但排尿时则皮管增大，这个现象在医学上称为"隐匿性阴茎"。由于小儿过于肥胖，阴茎埋藏在脂肪层内，外露的部分较小。这种隐匿性阴茎在小儿出生时尚属正常，但在生长过程中因进食过多，运动量较少，一旦脂肪积累，阴茎就渐渐隐埋皮下。对这种情况，只要在青春期发育时适当控制饮食，加强运动，减肥后情况就会好转，所以不需要治疗。

然而，另一种情况则不然，是一种真正的隐匿性阴茎。由于腹部皮肤没有紧贴阴茎延伸，而是直接连接至阴茎头的冠状沟部，就好像给阴茎海绵体套上了一个"蝙蝠袖"，以致看不到圆柱状的阴茎，只看到露在皮肤外的阴茎头。这种患者只需要做一次整形手术，把"蝙蝠袖"改成"紧身袖"，阴茎就显露出来了。

为了区别是隐匿性阴茎还是小阴茎，可采用一种简单的方法来鉴别。从阴茎头起沿着皮肤扪摸阴茎海绵体，如果摸到的阴茎海绵体与同龄人差不多，那就很可能是隐匿性阴茎。倘若阴茎体很短或很细，与同龄人不符，则可能是小阴茎。因此，检查阴茎大小是摸，而不是看。

对于成年男性而言，人的阴茎大小也如同身材高矮、胖瘦、五官大小等一样存在着个体差异。国内史成礼等曾测定 1 412 例中国健康男性青年的阴茎大小及 126 例健康男性的阴茎勃起长度。结果表明：常态时最长为 14.5 厘米，最短 4 厘米，平均 8.375 厘米；周长最大 12 厘米，最小 4.5 厘米，平均 8.3 厘米。勃起时最长 16 厘米，最短 9 厘米，平均 12 厘米；勃起时周长最大 14 厘米，最小 8 厘米，平均 10.75 厘米。吴伟成等对 2 547 例 16～40 岁男大阴茎进行测量，阴茎长度平均值为 7.43 厘米，周径平均为 8.17 厘米；阴茎勃起长度平均为 13.08 厘米。由此可见，不同作者的测量结果也存在一定的差别，其结果还受地区、民族等影响。此外，在常态下同一个人的阴茎长度也不恒定，如紧张、寒冷或严重疲劳时都可使阴茎短缩。再加上测量的方法本身也有较大差别，所以很难单纯从长度上判断阴茎是不是正常。因此，上述抽样测量数字仅能作为一个参考，没必要对照自己的长度要求达标。临床医生一般也从不会以阴茎长短判断是否正常，只要能使性生活满意并能完成生儿育女的任务就是正常的。

一些成年男性之所以英雄气"短"，主要是误以为女性的性满意度取决于阴茎的大小。其实，性医学调查研究显示，阴茎大小和性能力以及性伴侣满意度没有必然的关系。其实只要阴茎勃起正常，即使小点也没有关系。性生理研究发现，女性阴道长度为 12～20 厘米，女性获得高潮和快感的性敏感部位主要位于阴蒂或阴道的前 1/3 处，阴道后 2/3 对阴茎的刺激不太敏感，阴茎再长也是多余的。而且事实上，由于阴道富有弹性，它正常只扩大到适合男性阴茎的大小。此外，女性和男性有很大的不同，她们享受的性高潮不是男性射精的那个瞬间，而是冲向终点的整个过程。之所以部分女性不能拥有高潮，是因为缺乏男伴的关怀，特别是女性性敏感的神经集中区域在性生活过程中没有被适当刺激。所以说，性生活的和谐不在于阴茎的大小。

值得注意的是，那些对阴茎大小过分担心的人，或可能由于精神紧张造成性交困难。过度的忧虑和恐惧，可造成大脑皮质持续紧张，通过大脑影响下丘脑-垂体-性腺轴的正常分泌功能，影响性神经的正常兴奋，从而使性生活不能和谐。阴茎过大者在新婚时应该注意，性交时动作不能粗暴，阴茎插入阴道也不宜过深，以免造成处女膜撕裂过大或阴道裂伤。很多研究都已经证实，更大并不代表更好，也不代表更快乐。性爱能手并不一定是尺寸之王。这与男人的身高有些类似，并不是身材越高就显得越有男人味。其实，相较于阴茎的大小，女性对男人大脑的"尺寸"更感兴趣！

针对生理性阴茎短小一点的成年，总有一些人千方百计想寻找秘方，达到增大阴茎的目的。男科医生的忠告是，世界上不存在可以使成年男性阴茎真正增大的药物，而只有针对勃起功能障碍有效的药物。现今，有个别医疗机构宣传的所谓"阴茎延长术"，其实是将固定阴茎体的悬韧带切除，人为地减少阴茎的生理弯曲，并将原来固定在耻骨上隐藏在体内的一部分阴茎体伸出于体外。这种手术的必要性和安全性仍值得怀疑。

（王　翔）

── 专家简介 ──

王　翔

王翔，上海交通大学附属第一人民医院泌尿外科临床中心副主任、泌尿肿瘤科主任、泌尿外科研究所副所长，主任医师、博士生导师。上海市医学会男科专科分会副主任委员，中华医学会泌尿外科学分会国际交流委员会委员、基础研究学组委员，中华医学会男科学分会委员，中国医师协会男科医师分会常务委员，亚洲男科协会常务委员、国家科技奖励评审专家和九三学社上海市委医卫委员会委员。

擅长泌尿系肿瘤和男科疾病的微创手术与综合治疗。

十三、治前列腺炎别对白细胞太较真

前列腺炎是一种常见的男性疾病，急性前列腺炎是男性泌尿生殖系常见的感染性疾病，一般是由细菌等致病微生物引起。各种类型的前列腺炎占泌尿外科门诊患者的 8%～25%，约有 50% 的男性在一生中的某个时期会受到前列腺炎的影响。前列腺炎可以影响各个年龄段的成年男性，50 岁以下的成年男性患病率较高。

在前列腺炎的临床治疗过程中，常常有很多患者抱怨，自己被前列腺炎反复折磨了好几年，花了很多钱也没治好病。但专家指出，实际情况并非如此，很多人明明症状已经消失了好几个月，却总是纠结于白细胞没有降下来，反复就医。其实，白细胞数量的多少，与前列腺炎病情、症状压根不成正比，这在医学界早就是一个共识。临床上约有 30% 的患者，即使症状完全消解，但白细胞仍然很难降到正常。甚至还有一类患者，受免疫因素的影响，症状改善了，白细胞反而会升高。

怎样诊断前列腺炎

前列腺炎真正的临床症状有三：一是排尿异常，造成尿频、尿急、尿不尽、尿无力等；二是出现围绕生殖器的疼痛，包括小肚子、阴茎、阴囊、会阴、腰骶部等处的疼痛；三是精神系统出现问题，表现为乏力、睡眠障碍、腰酸腿软、焦虑、烦躁易怒等。不过，有了上述表现，也不意味着就患上了前列腺炎。前列腺炎还要符合两个诊断标准：第一，一年中症状累积时间达到 1 个月以上；第二，症状持续 3 个月以上。此外，还会通过"两步法"——尿液检查＋按摩前列腺获取前列腺液检查来加以诊断。

如何才算得到治愈

一般采取的是"药物＋物理治疗＋改变生活方式"的方法进行治疗。如药物采用抗生素联合解痉药物，这是治疗前列腺炎的最常用方法，其他药物治疗包括非甾体类抗炎药、中药等。急性前列腺炎很少的情况下会形成前列腺脓肿，需要行经直肠或经会阴部切开引流术，如果脓肿局限于前列腺内，可用尿道镜行前列腺穿刺排脓术，然后注入广谱抗生素。对于慢性前列腺炎，物理治疗会有帮助，除了温水坐浴，还可以通过直肠对腺体进行按摩促进前列腺腺管排空，减轻前列腺张力并增加局部的药物浓度，进而达到辅助医治和缓解病症的作用。

一般患者如果能调整好心态，不焦虑、不纠结，配合医生，那么大多都能在一个疗程，即 4 周内症状明显改善。治愈的标准是以症状为主导，也就是说，症状消失了，并且持续稳定 3 个月以上就可以算治愈了。

为何有人反复发作

导致慢性前列腺炎复发的原因很多，也比较复杂，但从临床实践看，其复发的主要原因是：首先，前列腺是男性体内一个客观存在的组织，只要它存在一天，就有机会得病，这是很正常的事情；其次，有些患者在第一次治愈后，还是保留着以前的生活习惯，抽烟酗酒、熬夜嗜辣、性生活无节制、不注意卫生……这当然很容易就会复发；还有一些人本身可能就属于前列腺炎体质，就像上火后每个人的症状不同一样，有人头疼，有人牙疼，有人则是前列腺容易出问题。临床上真正的难治性前列腺炎仅占不到 10％，大部分觉得老是治不好的患者几乎都与心态有关。

改变生活方式

前列腺炎的预防，关键是养成良好的生活方式。患者平时应注意起居规律，勿穿过紧的内裤，禁酒、禁食刺激性食物，尽量避免久坐及骑自行车，保证睡眠质量，经常温水坐浴。已婚患者应有规律的性生活，督促鼓励患者参加文娱体育锻炼，如太极拳的对称运动和用意不用力，以意领气，意先动而后形动，并要求去除杂念，心静意专。科学家研究发现，人体四肢的各种对称运动能使中枢神经系统的协调性和有序性加强，这对人体增进健康和长寿有积极的意义。

（王　翔）

○ 摘编自《康复》2015 年第 5 期

十四、多年不愈的私处瘙痒竟是癌

一位67岁的老先生探头探脑进入门诊诊室，并合上诊室大门。5年前，他的阴茎根靠近右侧阴囊的地方，有皮肤瘙痒并出现一些红斑，因位置比较特殊，故羞于启齿。他多次按照"皮炎、湿疹或真菌感染"治疗，但时好时坏，一直未彻底痊愈。此次因原来前列腺增生的药吃完，正好到泌尿外科配药，但天气闷热导致阴茎阴囊部瘙痒难忍，希望同时能配些止痒药物。接诊时，第一直觉告诉我，不能按简单的湿疹处理，需要排除佩吉特病（Paget，或称之为乳房外湿疹样癌）。老先生接受了活检取材，1周后病理报告正如我所料：佩吉特病。

佩吉特病，常被误为湿疹的皮肤肿瘤

什么是佩吉特病？这其实是一种皮肤肿瘤，正规学术名称为"乳房外佩吉特病"，早期症状与湿疹皮炎相似，所以又称"乳房外湿疹样癌"。本病的常常发生于汗腺富集的部位，如会阴部的阴茎、阴囊以及肛周和女性的阴阜、大小阴唇等部位，也有少数人发生在腋下。发病年龄常见于50岁以上的男性，女性也可发病，病程进展缓慢，多年以后可发生淋巴结转移。

刚开始皮损多为单发、边界清楚的红色皮损，表面有渗出、结痂或脱屑，逐渐向周围扩大和浸润，甚至表面发生溃疡，自觉瘙痒。该病的病因尚不清楚，一般分为原发性和继发性，继发性常由深部肿瘤的浅表表现，如前列腺癌、膀胱癌、直肠癌或子宫颈癌等扩展而来。

该病开始时大多数人往往会误认为是"皮炎或湿疹"，很多患者认为这没有什么大碍，因病灶多位于"隐私"部位，所以都讳疾忌医，羞于到医院就诊，而是自行买点外用药膏进行涂抹，有时症状可以缓解。但其实这样不仅掩盖了病情，反而延误了治疗，甚至酿成肿瘤转移的恶果。因此，该病成为中老年人的隐形"杀手"。

手术整形修复可根治

但是，大家也不要谈"癌"色变，只要正确对待和治疗及时，佩吉特病并不需要化疗就可完全治好。关于该病的治疗，目前认为首选的治疗方法是手术切除，如果不适合手术，即有手术禁忌证，可以考虑试用光动力或放化疗等。治疗的关键在于肿瘤能否切除干净，从而降低肿瘤的复发率。这就需要手术者对于该肿瘤有充分的认识，同时对于局部创面切除后能有效地进行整形修复。在肿瘤较小时切除修复均较为简单，但一旦皮肤肿瘤范围扩大，这就需要手术医生既能有效切除肿瘤病灶，同时能在创伤最小的情况有效修复创面，例如应用多种皮瓣技术或植皮等。我院泌尿外科在此类手术治疗上积累了大量的经验。

此外，手术后的随访也非常重要，其目的在于一旦出现异常，就可早期治疗。至于随访的时间也要依据肿瘤浸润的深度来定。肿瘤侵犯程度越深，随访间隔时间越短，比如 2～3 个月可以 1 次，1 年后没有复发可以考虑半年一次。

最后提醒中老年朋友，如果在会阴部以及肛周处出现迁延不愈的红斑、丘疹、水疱及糜烂渗出等犹如湿疹样变化的皮肤病变时，请千万不要大意地认为是湿疹或者不好意思，而需及时到医院就诊，不要轻易做出湿疹的诊断，必要时行皮肤组织病理活检，排除佩吉特病的可能。通过及时适当的治疗，完全可以治疗好，也让自己的老年生活更加幸福、健康。

（王　忠）

○ 摘编自《康复·健康家庭》2015 年第 11 期

—— 专家简介 ——

王　忠

王忠，主任医师、教授、博士生导师，上海交通大学医学院附属第九人民医院泌尿外科主任、临床医学院副院长。

对泌尿外科常见病和疑难杂症的诊断处理有丰富的经验，熟练掌握各种复杂大手术，在泌尿生殖器异常和畸形的整形修复方面有特长，擅长前列腺增生和前列腺癌的治疗，特别是经尿道钬激光剜除前列腺手术和前列腺癌根治术等。

十五、IT 精英的难言之隐

　　小王今年 29 岁，是个"张江男"，自从 24 岁大学计算机专业毕业后就做了电脑程序员，成了一个 IT 精英，跟电脑形影不离。每天一大早来单位后，一天绝大多数时间都是端坐在电脑前，饭顾不上吃，喝水也很少，由于工作性质还经常要憋着不上厕所。

　　前段时间小王觉得和老婆过夫妻生活没有以前好了，还以为是自己的工作太累了，想歇一歇就好了，可是休息了半个月也没有多大起色。还出现了会阴部隐痛不适，同时还有尿频和排尿不适的症状。我详细询问小王后知道，原来不仅仅是小王有这毛病，他的一些同事们也有类似症状，尤其是那些经常加班加点赶任务的同事都有这样的症状。我为小王检查之后，发现原来是前列腺出了毛病。

　　前列腺疾病好发于两个年龄阶段，一个是 55 岁以上男性，主要是前列腺增生的症状，多是初始的尿频、夜尿，继而出现排尿费力。另一个好发年龄阶段就是性活跃期的青壮年。多为前列腺炎或前列腺痛。表现为尿频、尿痛、会阴部坠痛感。出现这些症状与很多因素有关。其中，久坐、憋尿就是比较可怕的诱因。

　　像小王，就是由于久坐、憋尿导致的前列腺痛。这种情况应该及时到医院就诊，化验尿液、前列腺液等，如果合并感染，应该进行抗感染治疗。但要防止复发或者消除症状，改变久坐和憋尿的不良生活习惯尤为重要。

　　为什么久坐、憋尿容易导致这些症状呢？主要是与前列腺会阴部受压、血液循环不畅及盆底肌肉的过多受压、紧张、舒缩失调等因素有关。特别是憋尿，更容易导致后尿道及膀胱括约肌的紧张度过大，除了容易导致上述这些症状外，还会导致膀胱过度充盈及功能破坏。

　　我们常说前列腺是男性最忠实的朋友，因为男性除了前列腺，别的器官都随着年龄的增大逐渐萎缩和退化，唯独前列腺伴随着年龄的增加而增大，对你始终不离不弃。同时，它的位置非常重要，它处在后尿道的部分，包绕部分后尿道，可谓"一夫当关，万夫莫开"，一旦出现了问题，整个下尿道都堵了，会导致严重的后果。

前列腺痛通过规范的治疗，症状会得到显著改善。需要注意的是，除了规范用药外，保持良好的生活习惯起到了很重要的治疗作用。一定不能长时间憋尿和久坐。工作 1～2 个小时就要停手休息一下。并且，饮食上戒除辣椒，尽量少喝酒、抽烟等。

坚持才会有效果，如果好习惯不能坚持，就会导致反复发作，除了影响生活质量，前列腺也会出问题，那时才治疗可就不容易了。也希望长期久坐的出租车驾驶员、文秘等类似工作的朋友们引以为戒。

（戴继灿）

十六、慢性前列腺炎会导致早泄吗

年轻有为的殷先生近来喜得贵子，他自然是十分高兴，但更让他兴奋和期待的是又可以和妻子有性生活了，为此他已经等待了大半年。不料，得子后第一次性生活是如此短暂，还未来得及缠绵，就实在忍不住射精了。这大出殷先生意料之外，马上到网上搜索解决之道，并按照网上"专家"意见，但是关键时候还是难以忍住，早早射精而草草收场。最后，殷先生下定决心，专程来到网上推荐的某男科医院就诊。告知病情后，医生马上提议殷先生手术。听后殷先生有些害怕，将信将疑地来到本市某三级医院泌尿男科询问：早泄是否需要手术？

问题一：究竟多长时间算是早泄

早泄是一个相对的概念，是男性的射精潜伏期过短和女性的性高潮潜伏期过长的结果。主要表现为在性交时，阴茎或尚未与女方接触、刚接触、接触不久或没有几次性交摩擦动作，即发生射精。目前医学界对于早泄至今还没有一个确切的定义，其原因是无法定下一个时间上的统一标准。为了让人们有一个大致上的时间概念，现代医学还是提供了一个参考标准：阴茎置入女方阴道、开始性交动作直至射精这样一个生理过程的大致时间，也就是射精潜伏期，正常 2～6 分钟，稍长或稍短一些也可以。换句话说，健康成年人，在性交 2～6 分钟时射精，属于正常范围，只要不偏离这个时间段太多，不能算作是病态。有了这样一个大致的标准，医生对于射精过快者是否要治疗，也就有了判断依据。

问题二：早泄的原因有哪些

早泄分为原发性早泄和继发性早泄，两类早泄中又可分心因性早泄和器质性早泄。原发性早泄是指初次性交就性交时间短，以后每次性交时间都不长。以往认为原发性早泄都是由于心因性所致。近来发现，原发性早泄也可能是由于阴茎背神经过于兴奋所致，特别是阴茎头的感觉神经兴奋性比正常人高，会导致性交时射精潜伏期与射精反射弧较短，射精刺激阈值低容易发生早泄。而继发性早泄是指继发于泌尿生殖系统或神经系统的疾病而导致的早泄，如包皮龟头炎、前列腺炎、周围神经炎、功能性垂体腺瘤等。继发性早泄中也有心理性原因，如一段时间没有性生活，再次性生活时过于兴奋和激动，或妻子担心分娩后的不适而配合不好，都可能发生心因性早泄。

问题三：慢性前列腺炎会与早泄有关系吗

早泄患者中确实有一部分人患慢性前列腺炎，因为前列腺的长期充血与炎症刺激，可导致前列腺尿道对精液刺激的敏感性增强，一旦精液进入前列腺尿道，由于局部对刺激特别敏感，这样就难以维持前列腺尖部尿道外括约肌的关闭，而出现早泄和射精过快。另外，还有一部分患者由于性兴奋时前列腺充血，会引起局部疼痛加重，并可产生射精痛和早泄。早泄与心理状态也有很大关系，慢性前列腺炎长期的不适感常在患者的心理上产生压力，使患者产生抑郁和担心，久而久之可使患者性欲减退，发生早泄。

问题四：殷先生的病因是什么？该如何治疗

医生注意到殷先生新婚时并没有早泄现象，是在长达半年的"性空窗期"后才发生的早泄，考虑他是继发性的早泄。于是详细询问，才发现殷先生在妻子怀孕、分娩期，曾有数次上网时看到一些暴露的图片而情不自禁用手自慰。后来，感觉下腹部胀痛，排尿次数增多。得知此情，马上给予前列腺常规检查，果然发现前列腺液中有很多白细胞。

现在我们已经知道殷先生的早泄是继发性早泄，是由于慢性前列腺炎所致。因此，心理治疗不能取得好的疗效。至于某男科医院建议的手术治疗，仅仅用于原发性早泄中阴茎背神经过于丰富、龟头敏感性太强的患者，显然殷先生没有手术的必要。

慢性前列腺炎的治疗，无论是细菌性还是非细菌性，最初都可以采用口服抗生素进行治疗。最好选用脂溶性的抗生素，便于穿透前列腺腺上皮类脂质膜的屏障。首选左氧氟沙星，也可选择红霉素、多烯环素等。4～8 周为一个疗程。千万注意绝非使用昂贵的抗生素，或是静脉用药就会更快康复。除了抗感染治疗，还可以用中药治疗和物理治疗，如超激光、超短波、微波照射、热水坐浴等。

但尚没有一种物理治疗能治愈慢性前列腺炎，它们只是起到一种辅助作用。至于把抗菌药物经会阴部直接注入前列腺内的方法，因为可能导致血精、前列腺导管闭塞等严重并发症而很少使用。前列腺痛可以使用 α 受体阻滞剂，以使膀胱颈和前列腺松弛，消除反流因素，缓解症状。最后是要改变生活方式，不可酗酒，不要手淫，避免网上聊性、裸聊，甚至"网交"。

当殷先生按照医生的吩咐，改变自己，坚持服药 6 周后，他发现又能重振雄风了。

（周任远）

—— 专家简介 ——

周任远

周任远，主任医师，复旦大学硕士研究生导师，上海市静安区中心医院泌尿外科主任。静安区泌尿外科学科带头人，上海市医学会男科专科分会副主任委员，中国医师协会男科医师分会委员，上海市医师协会泌尿外科医师分会委员。

擅长前列腺增生、前列腺癌、前列腺炎的诊治，以及前列腺钬激光剜除术、前列腺等离子电切手术、精索静脉曲张显微外科手术、女性压力性尿失禁手术等。

CHAPTER TWO

2

问 名 医

前|列|腺|疾|病|篇

1. 什么是前列腺增生

前列腺是男性特有的性腺器官,全身只有一个,要想说清楚前列腺的位置,就必须要先说一下膀胱。从肚脐开始用手逐渐向下按压,当摸到坚硬的骨头时,就是摸到了耻骨,而膀胱恰好就在耻骨的后方。膀胱是储存尿液的器官,控制尿液的排出,在膀胱后侧上部有从肾脏而来的输尿管尿液输入口,而膀胱后侧下部是连着尿道的,尿液从这里排出去。

前列腺就是在膀胱下面尿液的输出口地方,包绕在膀胱下方与尿道的连结处,也就是说前列腺腺体的中间有尿道穿过,扼守着尿道上口。

当了解前列腺所在位置与膀胱、尿道的紧密关系后,就很容易理解为什么前列腺发生病变后会造成排尿方面的各种障碍。前列腺的上方是膀胱,下方是尿道,前面贴着耻骨联合,后面依着直肠,左右两侧则有韧带固定。前列腺后面的上部还有左、右两个射精管穿入。前列腺长得很像栗子,底朝上,尖朝下,大小也差不多。其长度也就是纵径即从尖部到底部的长度为 3 厘米左右;其厚度即前后径,约为 2 厘米,B 超下前列腺的横径,也就是正常人左右两侧的宽度约为 4 厘米。通过大量人体解剖研究及测算,正常前列腺重量约为 20 克。

(王林辉　韩邦旻)

—— 专家简介 ——

王林辉　韩邦旻

王林辉,海军军医大学附属长征医院泌尿外科主任兼机器人手术中心主任,主任医师、教授、博士生导师。兼任中国医师协会内镜医师分会副会长,中国医师协会男科医师分会副会长,上海市医师协会泌尿外科医师分会副会长。擅长达·芬奇机器人手术、单孔腹腔镜手术、3D 腹腔镜手术,尤其是肾癌的综合治疗。

韩邦旻,上海交通大学附属第一人民医院泌尿外科临床医学中心副主任兼前列腺科主任,医学博士、主任医师、博士生导师。兼任中国医师协会男科医师分会常委兼副总干事长、前列腺健康管理与咨询专家委员会秘书长，上海市医学会男科专科分会委员兼秘书、前列腺疾病学组副组长，亚洲男科协会副秘书长。擅长经腹腔镜下前列腺癌根治术，精通前列腺增生的经尿道微创手术。

2. 前列腺增生为什么会影响排尿情况

前列腺是位于男性膀胱和尿道之间的一个器官，后尿道的一部分穿过前列腺，称为前列腺部尿道。它本来大约只有一枚板栗大小，随着年龄的增长，前列腺细胞越长越多，体积就越来越大了，尤其 50 岁以后，一些男性朋友的前列腺增生就开始加速了。体积增大以后，前列腺向上可以突入到膀胱里，像一个塞子一样堵住膀胱颈；向内会压迫尿道，使尿道变细，时间长了还会使尿道迂曲、延长，这些变化导致排尿的阻力增加，引起排尿困难，严重的患者可能尿线很细，尿流无力，射程也变短了，甚至不能成线，呈滴沥样，如果再加上喝酒、受凉等诱因使前列腺充血、尿道阻力增加，会导致小便排不出，称为急性尿潴留。

前列腺增生引起的膀胱出口梗阻还会导致膀胱用力收缩以对抗这种阻力。早期，膀胱这种"额外的努力"还可以使大部分尿液排出去，但一部分尿液留在了膀胱腔内形成"残余尿"，膀胱的有效容量减少，膀胱贮存尿液的能力就下降，患者会有尿频和尿不尽感。如果前列腺增生没有及时治疗甚至越来越重，这种情况会持续存在，膀胱肌肉的收缩力就会越来越差，弹性也会下降。单独靠膀胱的力量很难排除尿液，患者就会借助腹部的压力协助排尿，这时会有间断排尿和排尿费力。

膀胱的肌肉因为梗阻的存在而发生变化，有的人变得"敏感"——容易收缩，就会出现尿频、尿急，甚至来不及到洗手间就尿在裤子上了。这时，在夜间睡眠期间，膀胱肌肉的收缩更不易被抑制，会出现夜尿增加。有的人膀胱肌肉变得"迟钝"——收缩无力，会使残余尿越来越多，甚至排不出，形成慢性尿潴留，久而久之会造成肾功能的损害。

（张青川）

—— 专家简介 ——

张青川

张青川，上海市中医药大学附属普陀医院（普陀区中心医院）泌尿外科主任，医学博士、主任医师、副教授，硕士生导师。兼任上海市医学会男科专科分会前列腺学组副组长、上海市中西医结合学会泌尿男科专业委会委员、上海市中医药学会生殖医学分会委员、上海市激光学会泌尿外科专业委员会委员。

3. 什么是夜尿增多

很多老年人经常夜里起来排尿，严重影响睡眠质量。夜尿增多是指 0 时至 8 时产生的尿液总量超过 24 小时总尿液量的 1/3。正常成人白天排尿4～6 次，夜间排尿 2 次以下，如果超过这个次数，特别是入睡后半夜仍需起床排尿者，就是夜尿多的表现。随着年龄增长，白天尿量与夜间尿量的比值逐渐下降，至 60 岁时比值为 1∶1。对夜尿增多的评估，建议采用排尿日记的方法。连续记录 7 天，每天 24 小时每次排尿量的时刻和尿量，可以明确是否存在夜尿增多。需要强调的是，夜间排尿次数增多和夜尿增多并非完全一致，夜间排尿次数增多可由夜尿增多引起，但并非都是夜间尿量增多所致。夜尿次数增多的原因，一部分为泌尿系统疾病导致，如前列腺增生、膀胱过度活动症、膀胱内残余尿增多导致的有效膀胱容量降低等；一部分为非泌尿系统疾病导致，如尿崩症、糖尿病、特发性夜间多尿等。

夜尿增多在临床上主要原因有三点。①失眠或精神因素导致夜尿增多，多以夜尿次数增多为主，尿量一般不多。②肾脏疾病，慢性肾小球肾炎、慢性肾盂肾炎、高血压肾动脉硬化及慢性肾功能不全等。肾脏疾病可使肾功能减退，肾脏不能在白天将体内代谢产物完全排出，需在夜间继续排泄，以致夜尿增多。③排水性夜尿增多，由于体内水潴留，特别是心功能不全时，晚上平卧后回心血量增多，使肾血流量随之增加，尿量也会增加。另外，如白天大量饮水、使用利尿剂或临睡前饮水过多等，这些原因引起的尿量和夜尿增多，是正常现象，不必在意。

（刘　冰）

—— 专家简介 ——

刘　冰

刘冰，海军军医大学附属长征医院泌尿外科副主任、副主任医师、副教授，医学博士，硕士生导师。兼任中华医学会泌尿外科学分会男科学组委员、上海市医学会男科专科分会委员、上海市医师协会男科医师分会委员、中国医师协会内镜医师分会第一届泌尿腔镜专业委员会委员。

擅长各类泌尿外科微创手术，尤其是腹腔镜、单孔腹腔镜手术。

4. "前列腺增生"跟"前列腺肥大"是一回事吗

在病理学上由于细胞数目增多引起的组织器官增大称为增生,而由于细胞体积增大引起的组织器官增大称为肥大。这是组织器官增大后的两种不同组织结构改变形式。良性前列腺增生(BPH)简称为前列腺增生,以往也称为前列腺肥大。但是后来经研究发现,前列腺增生的组织结构主要是由于前列腺细胞数目的增多。所以大家感到命名为前列腺肥大不太妥当,因此现在一般都称之为前列腺增生。然而前列腺肥大这种长久以来的惯性叫法,不容易更改,但专业人士应该知道这两种不同称谓的区别。

前列腺增生主要发生于前列腺尿道的移行带,增生组织呈多发结节,并逐渐增大。增生的腺体将外周的腺体挤压萎缩,形成前列腺外包膜,与增生腺体有明显界限,容易分离。增生腺体凸向后尿道,使得前列腺尿道伸长、弯曲、受压变窄,尿道阻力增加,引起排尿困难。此外,前列腺内尤其是围绕膀胱颈部的平滑肌内含有丰富的 α 肾上腺素能受体,这些受体的激活使该处平滑肌收缩,可明显增加前列腺尿道的阻力。

(李爱华)

—— 专家简介 ——

李爱华

李爱华,同济大学附属杨浦医院泌尿外科主任医师、医学博士。中国医师协会男科医师分会培训委员会委员、上海市医学会泌尿外科专科分会委员、上海市医学会男科专科分会委员、上海市医疗技术临床应用能力评估专家库成员。

5. 哪些人容易患前列腺增生

前列腺增生是引起中老年男性排尿障碍的最为常见的一种良性疾病,通常造成男性前列腺增生的原因有以下几条。

(1) 经常久坐,导致患者的前列腺血流不畅。因此,前列腺增生患者每次坐的时间最好以一个小时为上限,超过时间就应起身活动一刻钟左右,然后再继续,这样能有效缓解前列腺充血。

(2) 长期吸烟、喝酒,或食辛辣刺激食物,导致前列腺充血,引起前列腺增生。

（3）性生活过度和手淫频繁，性生活过度者比正常人患前列腺增生的概率高，症状也较严重。单身男子很少患前列腺肥大的现象。

（4）长期憋尿。由于憋尿时间过长，饮水量减少会使尿液浓缩、排尿次数减少，导致尿内毒素沉积，尿液内的有害物质就会损害前列腺。

（5）由其他器质性病变引起，比如慢性前列腺炎、尿道炎、膀胱炎等，可使前列腺组织充血肿大。

前列腺增生的早期由于身体的自我代偿，症状不典型，随着下尿路梗阻加重，症状逐渐明显，临床症状包括储尿期症状、排尿期症状以及排尿后症状。由于病程进展缓慢，难以确定起病时间。

年轻人常患前列腺炎，前列腺炎是多种疾病的共同表现，而且临床表现复杂多变，可产生各种并发症，也可自行缓解。临床症状表现包括：盆骶疼痛，排尿异常和性功能障碍等，部分患者有尿频、尿急、尿痛、排尿不畅、尿线分叉、尿后滴沥、夜尿次数增多等症状。由此可见，年轻人可以表现出前列腺增生症状，但其前列腺的组织结构改变与前列腺增生不同。

（贾国金　胡晓勇）

—— 专家简介 ——

贾国金　胡晓勇

贾国金，复旦大学附属金山医院泌尿外科副主任医师。现任上海市医学会男科专科分会委员，中国医师协会男科医师分会委员，上海市激光学会泌尿外科专业委员会委员。

胡晓勇，上海交通大学附属第六人民医院泌尿外科副主任医师，博士后，硕士生导师。曾留学美国，主攻腹腔镜泌尿外科和尿道重建手术。

6. 前列腺增生会影响寿命吗

前列腺增生是良性疾病，疾病本身不会影响寿命，只有少数情况下前列腺增生导致的严重并发症，如肾功能衰竭等才可能影响寿命，临床上很少见到直接死于前列腺增生的病例。在门诊和健康咨询时，许多中老年男性朋友会问及这个问题，甚至有很多中年人，拿到体检报告，看到"前列腺轻度肥大或者增生"就很紧张、焦虑，急切想得到专业人士的解答。造成这种焦虑的主要原因是大家对前列腺疾病的种类还缺乏了解，因为目前前列腺癌的发病率实在太高了，而且还在不断上升，大家在看到这些字眼时往往会想当然地认为是否有患前列腺癌的可能，而前列腺癌是严重危害老年男性健康的疾病，所以会产生如此焦虑的情绪，有必要在此解释清楚。

前列腺疾病最常见的有三种：前列腺炎、良性前列腺增生、前列腺癌。其中只有前列腺癌是严重威胁老年男性寿命的疾病，而前列腺增生、前列腺炎一般不会影响患者的生存。

但是也不能很片面地认为，因为前列腺增生是良性疾病，就不管不问，任其发展，如果良性前列腺增生导致了严重的排尿困难，晚上起夜次数太多加上年老体弱行动不便摔跤骨折了，或导致严重肾积水、慢性肾功能不全甚至尿毒症等，这些情况下也可威胁老年男性的寿命。因此，良性前列腺增生通常是不威胁生命的，但前提是积极接受治疗。

（汪东亚）

—— 专家简介 ——

汪东亚

汪东亚，复旦大学附属华东医院泌尿外科副主任医师，上海市医学会男科专科分会委员、前列腺学组委员。

临床着重于良性前列腺增生症的各种激光汽化、剜除手术（HOLEP），创新性开展"磁共振弥散加权结合直肠 B 超联合定位经会阴前列腺穿刺活检"技术，联合经皮肾镜（PCNL）和输尿管硬、软镜下碎石，以及泌尿生殖系统肿瘤（肾癌、膀胱癌、输尿管癌等）腹腔镜手术、女性压力性尿失禁（SUI）手术治疗等。

7. 前列腺增生会发展成前列腺癌吗

目前的临床观察和科学研究相信，前列腺增生不会发展成前列腺癌。首先，前列腺增生和前列腺癌的好发部位不同：增生主要发生在前列腺中央区域的移行带，而前列腺癌好发于外周带（假如把前列腺比作橘子，橘子肉就相当移行带，橘子皮就相当于外周带），发生在移行带的前列腺癌占比不到 10%。其次，前列腺增生和前列腺癌的发生机制也不一样。它们是两种疾病，目前还没有直接关联的证据。

（盛　畅）

—— 专家简介 ——
盛　畅

盛畅，上海市浦东新区人民医院泌尿外科主任、主任医师、教授。中国医师协会男科医师分会委员，上海市医学会男科专科分会委员，上海市医师协会泌尿外科医师分会委员，上海市激光学会激光医学泌尿外科专业委员会委员。浦东新区泌尿外科男科专业委员会副主任委员。

擅长泌尿系结石、前列腺增生等疾病的微创治疗。

8. 前列腺增生不治疗会产生哪些后果

前列腺增生如果任其发展，症状会越来越重，这时如果仍不进行任何处理，病情会进一步加重，甚至产生诸多并发症，这些并发症如果听之任之，会导致肾功能衰竭、重度感染等致命性后果。

如果尿液长期不能通畅地从尿道排出，每次小便都有一些残余的尿液留在膀胱中，长此以往，便会产生尿潴留，这常常是前列腺增生首发的并发症。而长期的尿液无法自膀胱尿道排出，尿液便会"被迫"沿输尿管逆流至肾脏，从而造成肾功能的损害，导致恶心、呕吐、少尿甚至无尿及全身瘙痒、乏力、浮肿等症状。

膀胱中长期存在残余尿，还会反复造成尿路感染，表现为尿频、尿急、尿痛等尿路刺激征，严重者还会有腰痛、发热等，虽然用一些抗生素会暂时缓解尿路感染，但如果前列腺增生的这一病因存在，尿路感染就会反复发作。

增生的前列腺表面具有丰富的血管，极易受到损伤而产生出血，即血尿，而如果前列腺增生凸向尿道或膀胱不能得到治疗或纠正，血尿同样会反复发生。

长期前列腺增生引起长期的残余尿还会引起膀胱结石，这是由于尿液中尿酸结晶或钙沉积而成。其典型的表现为体位性排尿困难，突然排尿中断。还有的患者会出现巨大膀胱憩室、疝气等，这些症状如果不能去除原发病因即前列腺增生，是无法得到彻底治愈的。

（徐　斌）

—— 专家简介 ——
徐　斌

徐斌，上海交通大学医学院附属第九人民医院泌尿外科行政副主任，博士、副主任医师、副教授，硕士生导师。兼任中华冷冻学会常务理事、中国抗癌协会介入治疗专家委员会委员、上海市医学会男科专科分会委员等。

擅长泌尿系肿瘤的微创及冷冻治疗，以及前列腺疾病的微创诊治，在国内率先开展多项单孔腹腔镜技术。

9.　诊断前列腺增生通常要做哪些检查

临床上，诊断前列腺增生的检查方法和手段主要包括有以下几种。

（1）体格检查：其中直肠指检为诊断前列腺增生最重要的专科检查，通过直肠指检可以了解前列腺的大小、质地、有无前列腺结节，同时了解肛门括约肌的松紧情况。

（2）实验室检查：尿常规检查，可了解患者是否有前列腺增生引起的尿路感染等异常；血常规及生化检查，可了解患者的肝肾功能及血色素情况，用以排除尿路梗阻引起的肾功能不全；PSA 检验，主要用以排除前列腺肿瘤。

（3）辅助检查：B 超可以测定残余尿的多少和前列腺的大小、有无前列腺囊肿及前列腺结节、结节大小、硬度。伴有结节和多次检查血清 PSA 进行性升高的患者，行前列腺增强磁共振成像检查，甚至是前列腺穿刺以排除前列腺肿瘤。尿流率或尿动力学检查，可测定单位时间内的排尿量，主要用于了解排尿梗阻情况和膀胱功能以及治疗的疗效判断。膀胱尿道镜检查能帮助医生了解前列腺增生的程度、梗阻严重与否和膀胱内有无膀胱憩室等其他病变，为选择是否手术及手术方式提供依据。

因此，一般初诊的患者通常需要行直肠指诊、尿常规、B 超、尿流率检查。医生会根据患者的检查结果安排其他针对性检查以了解患者的病情，所以同样是前列腺增生的患者，在不同的疾病阶段，所需要的检查也不尽相同。

（徐　斌）

10.　前列腺增生有哪些治疗方法

目前，治疗良性前列腺增生主要有观察等待、口服药物、手术和微创治疗等方法。每种方法都有各自的优点和缺点，也都有相应的适用范围。

（1）观察等待：观察等待就是不服用任何药物。对于症状轻微，不影响生活，也没有并发症的患者，由于疾病进展比较缓慢，可以选择观察等待。在观察等待过程中，要注意改变不良生活方式，并留意症状变化，每年复查 1 次。如果症状加重，就要尽早就诊，考虑其他治疗方法。

（2）药物治疗：有中度以上症状、对生活有影响者，可以选择服用药物治疗，改善症状。目前治疗前列腺增生的药物主要有以下几种。①α 受体阻滞剂：这类药物可以松弛前列腺和尿道，优点是起效快，通常能中度缓解排尿症状。②$5\alpha$ 还原酶抑制剂：可以缩小前列腺体积，适合于前列腺体积较大的患者。通常需服药 3 个月以上才起效。③中药及植物提取药物：这类药物种类很多，如舍尼通、癃闭舒、前列康等，但还没有一种药物能彻底根除良性前列腺增生。

（3）微创治疗：微创治疗包括微波、射频消融、前列腺支架等方法。治疗过程比较简单，对于服药效果不佳的高龄患者或身体状况差不能耐受手术的患者较适用。该疗法的优点是损伤较小，可在一定程度上缓解症状。缺点是疗效不稳定，复发率高。

（4）手术治疗：如果在观察等待或药物治疗过程中出现病情进展时（①服药效果不好或不愿继续服药，而愿意通过手术缓解症状；②反复出现尿潴留；③已出现肾功能损害、膀胱结石、反复尿路感染、反复血尿、疝气等），应考虑手术治疗。一般来说，手术比服药的疗效好，可以显著缓解排尿症状。但任何手术都有一定的痛苦和并发症。决定手术前，应听取医生的建议，全面分析权衡各种治疗方法的利弊。

1）经尿道前列腺切除术（电切、激光、等离子等）：是目前常采用的良性前列腺增生手术的标准方法。

2）开放前列腺切除术：为传统的前列腺增生手术，可以显著缓解前列腺症状，缺点是损伤大、痛苦大，术后恢复慢，目前临床上已较少应用。

（周　青）

—— 专家简介 ——

周　青

周青，上海交通大学医学院附属上海市第一人民医院宝山分院泌尿外科副主任，副主任医师。

从事泌尿外科、男科临床工作 20 年，擅长治疗各种前列腺良、恶性疾病及复杂性尿路结石。

11. 前列腺增生治疗药物有哪几类

根据药物的不同作用机制，治疗前列腺增生的药物主要可分成 4 类，即 α_1 受体阻滞剂、5α 还原酶抑制剂、M 受体拮抗剂和植物类药物。不同的药物有不同的适应证及相关注意事项，前列腺增生患者应在医生指导下进行药物治疗。

（1）α_1 受体阻滞剂：研究发现，前列腺增生患者的前列腺平滑肌张力升高，导致尿道受压，膀胱流出道梗阻，引起排尿困难等临床症状，而支配平滑肌细胞的 α_1 受体起到了主要介导作用。同时发现，α_1 受体不仅存在于前列腺内部，也存在于尿道、膀胱颈及膀胱三角区附近，这些地方的 α_1 受体处于紧张状态可引起尿路刺激症状。α_1 受体阻滞剂能使膀胱出口梗阻症状及尿路刺激症状减轻。

临床上常用的 α_1 受体阻滞剂有坦洛新、多沙唑嗪、特拉唑嗪等。α_1 受体阻滞剂根据 α_1 受体的选择性和血清清除半衰期进行分类。分为选择性 α_1 受体阻滞剂（多沙唑嗪、阿呋唑嗪、特拉唑嗪）和高选择性 α_1 受体阻滞剂（坦索罗辛、萘哌地尔）。α_1 受体阻滞剂起效快，服药后数小时至数天即可改善症状，但连续使用 1 个月无明显效果则不应继续使用。服药期间还要注意药物副作用，包括头晕、头痛、乏力、困倦、直立性低血压及异常射精。尤其是老年、合并心血管疾病或同时服用扩血管药物的患者，晚上起床小便时动作应缓慢，防止突然站立引起直立性低血压。

（2）5α 还原酶抑制剂：研究发现，前列腺增生与男性睾丸分泌的雄激素睾酮有关。但是睾酮不能直接作用于前列腺，需要在 5α 还原酶的作用下转变成双氢睾酮而起作用，促进前列腺的生长、肥大。临床上可以通过药物抑制 5α 还原酶，抑制睾酮向双氢睾酮的转化，从而降低 DHT 的含量，起到抑制前列腺的生长、治疗前列腺增生的作用。5α 还原酶抑制剂就是起到这样的作用，使用这类药物不仅能缓解排尿困难的症状，还能缩小前列腺体积，降低发生急性尿潴留和需手术治疗的风险，更适合前列腺体积较大（大于 30 毫升）的前列腺增生患者。

临床上常用的 5α 还原酶抑制剂包括非那雄胺、度他雄胺和爱普列特。虽然此类药物安全、有效及副作用少，但老年朋友们在服药期间要注意 5α 还原酶抑制剂起效慢，需服药 6～12 个月才能达到最佳疗效，并且需要长期服药。5α 还原酶抑制剂也有一些副作用，包括性功能障碍、乳房发育等，但多数能够耐受。同时，药物对 PSA 有影响，服药半年后 PSA 水平下降一半，所以在进行 PSA 筛查时要注意药物对 PSA 的影响。

（3）M 受体拮抗剂：M 受体拮抗剂通过阻断 M 受体，缓解逼尿肌的过度收缩,降低膀胱敏感性,改善前列腺增生的尿频、尿急等储尿期症状。

临床上常见的 M 受体拮抗剂有酒石酸托特罗定、索利那新等。由于 M 受体拮抗剂会抑制逼尿肌的收缩,对逼尿肌无力者是不能应用的,同时对尿潴留、胃潴留、青光眼及 M 受体拮抗剂过敏者也不能使用。服药期间要定期到医院复诊,超声检查残余尿量。

(4) 植物类药物:植物类药物为植物提取物,治疗前列腺增生有着悠久的历史,临床中使用也显示出一定的治疗效果,同时副作用较小。但由于这类药物成分复杂,作用机制还不清楚,多为临床经验性用药。临床上植物类药物种类较多,包括各种中药,常用的有舍尼通、翁沥通、热淋清等。

(朱汝健)

—— 专家简介 ——

朱汝健

朱汝健,复旦大学附属浦东医院泌尿外科主任医师,上海市医学会男科专科分会委员、前列腺疾病学组成员。

擅长泌尿外科腹腔镜手术、经尿道前列腺剜除术、输尿管镜及经皮肾镜等腔内微创手术,以及泌尿、男性生殖系统肿瘤的诊治。熟练开展腹腔镜前列腺癌根治术、腹腔镜膀胱癌根治术等。

12. 前列腺增生能彻底治愈吗

前列腺增生的发病原因是男性老龄化和雄激素的存在。所以从这个观点出发,任何老年男性都不能避免前列腺增生的发生,事实上,历史上也只有阉人(即太监和先天性雄激素缺乏的患者)不会发生前列腺增生。目前针对前列腺增生的治疗手段,包括生活方式指导、药物治疗、手术治疗和其他一些治疗手段(如针灸治疗、局部理疗),既不能阻止男性的衰老,也不能抑制雄激素的产生,所以前列腺增生是不能被治愈的。

虽然不能被治愈,但前列腺增生是可以治疗的。因此,所有的老年男性必须有这样一个概念:前列腺增生不能被治愈,必须终身随访。不要因为治疗后症状得到缓解就不再就医,直到症状加重甚至产生严重并发症才就诊,这样既加重了疾病治疗的经济负担,也增加了患者的痛苦。

(何 威)

—— 专家简介 ——
何　威

何威，上海交通大学医学院附属瑞金医院泌尿外科医学博士，副主任医师，上海市医师协会男科医师分会前列腺学组委员，上海市医学会泌尿外科专科分会青年委员会委员。

13. 前列腺增生哪些情况下需要进行手术治疗

（1）具有中度至重度下尿路症状（LUTS），即尿频、尿急、尿失禁，并已明显影响生活质量的前列腺增生患者，尤其是已尝试过药物治疗，但药物治疗效果不佳，经随访病程仍在进展者；另外，服药期间发现排尿困难的症状不仅没有减轻，反而逐渐加重，或拒绝接受药物治疗的患者，都应考虑接受手术治疗。

（2）当前列腺增生已导致以下并发症时：①反复尿潴留，至少在一次通过导尿管导尿拔管后不能排尿或两次尿潴留；②反复肉眼血尿，服用 5α 还原酶抑制剂治疗一段时间后无效；③反复泌尿系统急性感染；④同时合并膀胱结石；⑤出现因排尿梗阻导致的继发性上尿路积水（伴或不伴肾功能损害）。

（3）前列腺增生患者同时合并膀胱大憩室、腹股沟疝、严重的痔疮或脱肛，临床判断不解除下尿路梗阻、难以达到治疗效果者。

（4）残余尿明显增多，导致发生充溢性尿失禁的前列腺增生患者。当膀胱逼尿肌功能受到损害后，导致充盈性尿失禁，应该考虑接受手术治疗。

（阴　雷）

—— 专家简介 ——
阴　雷

阴雷，海军军医大学附属长征医院泌尿外科副主任医师，副教授、医学博士，硕士生导师。亚洲男科协会前列腺健康咨询管理委员会副秘书长、学组委员，中国医师协会内镜医师分会内镜诊疗质量管理与控制专业委员会副秘书长，上海市医学会激光医学专科分会泌尿外科学组委员。

对前列腺相关疾病及泌尿系统结石、泌尿系统肿瘤的微创手术治疗经验丰富。

14. 经尿道手术比传统开放手术有哪些优点

前列腺增生手术经过一百多年的发展，有非常多的手术方法。特别是近几十年来各种经尿道手术方法的出现，更是极大地丰富了前列腺增生手术的方式，提高了手术治疗的水平。经典的外科手术方法有经尿道和开放性前列腺摘除术。其中经尿道手术包括经典的经尿道前列腺切除术（TURP）、经尿道前列腺切开术（TUIP），以及作为 TURP 和 TUIP 替代治疗的经尿道前列腺汽化术（TUVP）、经尿道前列腺等离子双极电切术（TUPKP）、经尿道钬激光前列腺切除术（HoLRP）和新近发展的经尿道铥激光剥橘式前列腺切除术（TmLRP-TT）。目前 TURP 仍是外科治疗前列腺增生的"金标准"。各种外科手术方式的治疗效果与 TURP 接近或相似，但适用范围和并发症有所差别。

概括讲，经尿道手术与传统开放手术比较，有以下优点：疗效比较稳定、创伤比较小、术后恢复比较快、住院时间比较短。

但需要说明的是，并非所有的前列腺增生患者都适合采用经尿道的手术方式。外科治疗方式的选择应当综合考虑医生个人经验、患者的意见、前列腺的大小以及患者的伴发疾病和全身状况。

（蒿魁元）

15. 前列腺增生手术后会不会复发

经尿道前列腺切除术（TURP）是目前治疗良性前列腺增生症（BPH）的最常用手术方法。但前列腺增生手术后，并不能保证患者百分百不再复发。一部分接受手术的患者，经过一段时期后，腺体会再次增生，下尿路症状复发，并再次具有 BPH 手术指征而入院手术治疗。

有研究表明，BPH 患者 TURP 术后复发可能与以下危险因素有关：患者发病年龄小，无尿不尽症状，前列腺体积大，病理标本炎症分级评分低，手术操作者的熟练程度低，等等。①发病年龄小也可能是 BPH 患者 TURP 术后复发再手术的一个危险因素，但是其影响程度较小。②尿不尽症状出现的概率越低，BPH 患者 TURP 术后复发概率反而越高。相对于前列腺组织炎症较轻的患者，前列腺组织炎症重的患者往往下尿路刺激征出现更早、程度更重，相应地就诊时间早，因此炎症分级评分高的患者就诊时前列腺增生程度更轻、手术更早、手术时体积更小、术后复发概率就越小。③前列腺体积越大，术后残留增生腺体的可能性就越高，复发再手术的概率也就越大。④熟练的操作是保证 TURP 手术顺利进行，减少腺体残留，减低复发率的重要影响因素。

（王林辉）

16. 前列腺增生手术后应该注意什么

前列腺增生手术后的观察分为在医院内和医院外，在医院内手术后几个小时，要观察膀胱冲洗颜色，感受下腹部是否疼痛或胀满。膀胱冲洗停止后观察导尿管内液体颜色，若变红或加深，应及时卧床休息。一般手术次日，开始饮食后，就要多饮水，每日至少 2 500 毫升以上。拔除导尿管后有部分患者会发生膀胱痉挛，表现为下腹部阵发性的胀痛不适伴明显的排尿感觉，严重者会导致前列腺手术创面的继发出血，所以尽量避免憋尿、长时间久坐，出院后一个月避免骑自行车、骑马等致会阴部压迫充血的行为。此外，由于手术对射精管开口的破坏以及术后留置导尿管等原因，容易导致逆行尿路感染，引起附睾炎的发生，附睾炎常在术后 1～4 周内发生，故出院后如果出现阴囊肿大、疼痛、发热等症状应及时去医院就诊。

（韩邦旻）

17. 前列腺增生患者饮食上应注意什么

前列腺增生是老年男性的常见疾病，理想的治疗是手术摘除。为了让患者更好地恢复，提高治愈率，前列腺增生患者饮食上应注意以下几点。

（1）术前饮食：不吃辛辣、刺激性食物，避免刺激咽喉部引起咳嗽，影响手术安排。

（2）术后饮食：前列腺增生患者在手术之后应该避免便秘。严格控制饮食中的胆固醇和脂肪摄入量，多吃新鲜的蔬菜和水果，逐渐进易消化、含纤维素多的饮食，保持大便通畅，避免因用力排便而引起前列腺窝出血。此外，患者应少食辛辣、刺激的食物，避免喝酒，这些食物会刺激前列腺，使其发生充血，不利于术后康复。

（3）日常饮食：①多吃富含番茄红素、维生素 C、维生素 E 等抗氧化食物如番茄、草莓、坚果类、黄豆及豆制品等；②适量多进食高蛋白及蔬果类易消化的食物，少食高脂肪食物，防止便秘；③忌酒，少食辛辣刺激性食物，减少性器官充血，减轻对前列腺的压迫，少饮咖啡，少食柑橘、橘汁等酸性强的食品，并少食白糖及精制面粉；④适当多饮水，促进身体的新陈代谢，每天至少要喝 6～8 杯水，增加对尿路的机械冲洗，减少尿液浓缩；⑤不要憋尿，憋尿会造成膀胱过度充盈，使膀胱逼尿肌收缩力减弱，发生排尿困难，容易诱发急性尿潴留。

（刘　冰）

18. 前列腺炎有哪些诱发因素

前列腺炎是前列腺炎症的总称，是一组疾病的统称，前列腺炎可以影响各个年龄段的成年男性，它更喜欢跟年轻人"交朋友"。据统计，大约 40％的年轻人曾受到前列腺炎的骚扰。其原因我们至今尚未认识清楚，从目前来看，前列腺炎可能与以下几个重要因素有关。

（1）前列腺充血：前列腺局部充血是前列腺炎发生的一个重要因素，它会导致前列腺内部血流速度减慢，引起前列腺局部温度升高，为致病微生物的生长提供温床。前列腺充血常见于以下几种情况：会阴部长时间受到压迫，如久坐不动、长时间开车、骑自行车等；性生活不正常，如性生活过度频繁或者过度节制，性交中断等；饮酒；感冒受凉，等等。

（2）致病微生物感染：很多前列腺炎是由于各种致病微生物侵入前列腺所致，这些微生物主要是通过尿路传播而来。这些致病微生物包括细菌、真菌、病毒等，其中大肠埃希菌最为常见。很多尿路感染如果未得到良好的治疗，可能为前列腺炎埋下隐患。

（3）机体自身的免疫反应：机体的免疫反应一般是对人体有利的，但在某些情况下，过度的免疫反应会引起炎症反应。目前证实，无菌性前列腺炎的发生可能与机体自身免疫有关。

（4）精神心理因素：据统计，大约一半的慢性前列腺炎患者有抑郁、悲观等心理表现，但心理因素与前列腺炎之间的因果关系还不清楚。

（5）其他因素：前列腺炎的发生原因还有很多，比如抵抗力下降，不正规的前列腺按摩等。

总之，前列腺炎的病因是多方面，不能片面强调某一因素。慢性前列腺炎目前没有特效的治疗方法，且容易复发，因此需要广大读者朋友学习一些前列腺炎相关知识，在生活中养成良好的习惯，预防前列腺的发生。

（阴　雷）

19. 前列腺炎分为哪些种类

1995 年美国国立卫生研究院(NIH)将前列腺炎分为 4 型。

(1) 急性细菌性前列腺炎(Ⅰ型)：Ⅰ型前列腺炎就是前列腺局部的急性感染，是由于细菌或其他致病微生物引起的。患者常常表现为突发的发热，同时伴有尿频、尿急、排尿疼痛，尿液中白细胞升高等。主要是用广谱抗生素、对症治疗和支持治疗。不能自行排尿者需留置导尿管或耻骨上造瘘引流尿液。伴有前列腺脓肿的需外科引流。

(2) 慢性细菌性前列腺炎(Ⅱ型)：这类前列腺炎也是由于细菌、衣原体、支原体等致病微生物引起，症状持续时间超过 3 个月。多数患者出现反复的尿路感染、会阴部不舒服，有时候会有睾丸、腰背部酸痛等表现。此型前列腺炎治疗比较困难。推荐选择敏感口服抗生素为主，疗程 4～6 周。疗效不满意，可换其他敏感抗生素。推荐使用 α 受体阻滞剂、M 受体阻滞剂、植物制剂及非甾体抗炎镇痛药改善排尿症状和疼痛。

(3) 慢性非细菌性前列腺炎(Ⅲ型)：又被称为慢性骨盆疼痛综合征，是前列腺炎中最常见的类型，约占慢性前列腺炎的 90％以上，主要表现为长期、反复的骨盆区疼痛或者不舒服感，症状一般超过 3 个月，可伴有不同程度的排尿症状和性功能障碍，严重影响患者的生活质量。A 型可先口服抗生素 2～4 周，同时或然后使用 α 受体阻滞剂、M 受体阻滞剂、植物制剂及非甾体抗炎镇痛药改善排尿症状和疼痛。B 型推荐使用 α 受体阻滞剂、M 受体阻滞剂、植物制剂及非甾体抗炎镇痛药改善排尿症状和疼痛。

(4) 无症状性前列腺炎(Ⅳ型)：这类患者常没有任何主观症状，只在前列腺液检查或者前列腺组织活检时发现炎症的证据。一般无需治疗。

（汤　海）

—— 专家简介 ——

汤　海

汤海，上海市静安区中心医院泌尿外科副主任医师。从事泌尿外科、男科临床工作 20 年，擅长治疗各种前列腺良恶性疾病、女性盆底疾病等。

20. 为什么青壮年易发前列腺炎

在回答这个问题之前，我们首先要明确诱发前列腺炎的病因。引发前列腺炎除了生物因素和心理因素外，更多的还是不良生活习惯。长期食用刺激性食物、大量饮酒、长时间坐立、过度疲劳、缺乏锻炼、不注意个人卫生以及性生活无节制或者不洁性接触，而这些因素恰恰是青壮年容易出现的。现代快节奏的生活方式，青壮年工作压力大，长时间坐立，经常熬夜，忙于应酬喝酒，缺少锻炼时间等，都是导致现代中青年男性群体中前列腺疾病高发的诱因。

在青壮年时期，前列腺易发生的疾病主要为急、慢性前列腺炎，究其原因，首先是青壮年时期正是男性性功能旺盛期，性活动频繁，在性兴奋的刺激下易导致前列腺的反复充血，诱发炎症。其次，青壮年时期也是前列腺液分泌最旺盛的时期，为细菌的生长提供了良好的条件。如果不注意个人卫生，机体抵抗力低下或其他部位发生感染，病原体就可能进入前列腺，形成急、慢性炎症。

（蒿魁元）

21. 如何诊断急性细菌性前列腺炎

前列腺发生急性炎症时，腺体会肿胀、充血，从而引起严重的下尿路症状，如排尿困难、尿频、尿急、血尿等，严重者会出现会阴部、阴茎、直肠的剧烈疼痛，部分患者因为细菌入血引起菌血症，由此产生发热、寒战等全身症状。

对于怀疑急性细菌性前列腺炎患者，直肠指诊会发现前列腺肿胀、张力高、伴明显压痛，这时禁止行前列腺按摩及前列腺液检查，因为这会导致炎症扩散入血。建议行血常规和尿常规检查，尿常规往往会发现大量的脓细胞，严重者尿道还会出现分泌物，对其进行细菌检查往往可发现致病菌，从而可对症治疗。血常规检查常发现白细胞尤其中性粒细胞明显增高，因为全身处于炎症反应状态。PSA 是很好的诊断指标，此时的 PSA 通常明显升高，而抗感染治疗后 PSA 迅速下降。通过上述典型症状及体检、实验室检查，往往容易诊断急性细菌性前列腺炎。

（徐　斌）

22. 急性细菌性前列腺炎容易引起哪些并发症

急性细菌性前列腺炎的并发症主要包括如下几种。

（1）急性精囊炎、输精管、附睾炎：系炎症细胞逆行扩散至精囊、输精管引起的炎症。同时细菌还可逆行经淋巴管渗透入输精管壁层及外鞘导致附睾炎的发生。

（2）急性尿潴留：急性细菌性前列腺炎会刺激前列腺组织，引起局部充血、肿胀，水肿组织进而压迫尿道，导致排尿困难，造成急性尿潴留。

（3）性功能障碍：在急性前列腺炎炎症期，前列腺水肿充血、患者可有射精痛、勃起痛，从而影响性欲，同时还会有性交痛、阳痿、血精等并发症的发生。

（4）前列腺脓肿：前列腺炎症导致前列腺组织坏死、液化，局部形成脓肿，患者往往伴有高热，直肠指检可以触及波动感结节。

（5）急性尿路感染：炎症细胞通过射精管开口进入尿道，导致尿路感染，甚至逆行产生膀胱感染等。

（阮　渊）

23. 如何确诊慢性前列腺炎

由于慢性前列腺炎的临床症状千变万化，往往没有特异性，所以单单依靠患者描述的临床症状有时并不一定能获得准确的诊断。因此，在确诊慢性前列腺炎的时候还应该进行一些必要的辅助检查，一般而言，确诊慢性前列腺炎主要依靠前列腺液（EPS）检查和病原学检查。

（1）慢性细菌性前列腺炎的确诊：①EPS 检查，白细胞（WBC）＞10 个/每个高倍镜视野（HP）；②中段尿培养阳性；③EPS 细菌培养阳性。

（2）慢性非细菌性前列腺炎的确诊：①EPS 检查，WBC＞10 个/HP；②中段尿和 EPS 细菌培养均为（－）；③前列腺液聚合酶链反应（PCR）衣原体或支原体（＋）。

（胡传义）

—— 专家简介 ——

胡传义

胡传义，上海市浦东新区公利医院泌尿外科主任，医学博士、主任医师、硕士生导师。2016 年入选上海市浦东新区卫生计生委领先人才计划。

擅长尿路结石、前列腺增生的微创手术治疗及全程化管理。

24. 慢性前列腺炎会引起前列腺癌吗

临床上经常会有患者询问前列腺炎长期反复发作是不是会转变成前列腺癌？可以这样说，目前的研究尚没有任何证据证明前列腺炎会导致前列腺癌的发生。前列腺炎的病因较为复杂，目前认为前列腺炎的发生可能与前列腺充血、致病微生物的感染、机体自身免疫反应异常、心理因素等多种因素有关。前列腺炎具有青壮年发病率高，不影响睾丸分泌雄激素的功能等特点。而前列腺癌发生的先决条件为男性、年龄增加和雄激素刺激三个因素。前列腺癌的发生与人种遗传、生活环境等多种因素有关，目前流行病学研究很难证实前列腺炎的发作与前列腺癌的发生有着必然联系。可以说慢性前列腺炎近期一定不会直接引起前列腺癌。至于年轻时患过前列腺炎，年老后前列腺癌的发病率是否会高于正常人群，还需要进一步的研究加以证实。

（王　晖）

—— 专家简介 ——

王　晖

王晖，上海市杨浦区中心医院普外科副主任医师。擅长泌尿系统疾病的诊断和治疗，重点研究领域为泌尿系统结石、前列腺增生和泌尿系统肿瘤的腔内微创手术治疗。

25. 慢性前列腺炎影响性功能吗

不能一概而论，性功能与心理因素、射精神经反射、精液通道因素均相关。而在临床实践中，确实慢性前列腺炎患者在治疗后，部分患者的性功能障碍得到改善。但是，也确有许多患慢性前列腺炎多年的患者性功能丝毫未受影响。因此，慢性前列腺炎患者首要的是不应在精神、心理上有任何压力，其次是要积极治疗慢性前列腺炎。由于前列腺炎症细胞的大量浸润，累及前列腺管及周围间质组织，引起局部充血、水肿，可能会对阴茎勃起产生影响；而慢性前列腺炎长期的存在会反射性引起大脑皮质功能的紊乱，引起性功能障碍，比如勃起功能障碍、不射精等；慢性前列腺炎患者由于长期炎症刺激的影响，平时有尿急、尿频、尿道灼痛、小腹及会阴部不适等症状，这均会影响患者的性兴趣及在性兴奋前列腺充血时可引起局部疼痛，影响性活动；长期慢性不适症状会引起患者心理上的焦虑，对自己性功能的怀疑，甚至引起精神性勃起功能障碍。

总而言之，慢性前列腺炎会对性功能产生一定的不利影响，但是慢性前列腺炎是可以治愈的。因此，患有慢性前列腺炎的人，应解除不必要的思想顾虑，学习有关的性医学知识，更好的是求助于专业医生。

（虞永江）

—— 专家简介 ——

虞永江

虞永江，上海交通大学医学院附属新华医院泌尿外科副主任医师，医学博士，硕士生导师，美国哈佛大学医学院访问学者。对各类泌尿外科常见病、多发病有着丰富的诊治经验。

26. 慢性前列腺炎患者要不要禁欲

前列腺炎患者是不是需要禁欲？让我们先了解下前列腺的结构和主要作用。前列腺由腺组织和平滑肌构成，内有 30～50 个管状腺体埋藏于肌肉组织中，形成 15～30 个排泄管开口在前列腺中间两侧的隐窝中，前列腺分泌的前列腺液即由此排出。如果把前列腺构成的尿道看作是一个纵行的管道，而射精管与排泄管则如同横排的细管道，两者形成"非"字形交叉结构，这种生理位置与前列腺炎的发生有密切的关系。

前列腺既然是一个分泌器官，每天产生了那么多前列腺液，就得按时排出来，从而周而复始，源源不绝。因此，前列腺炎患者不需要禁欲。打个比方，前列腺的腺管就好比家中的小水管，如果水管中天天有流水经过，就不容易生锈，也不会产生沉淀，从而能长期保持通畅。反之，如果长时间没有水流通过，就很容易生锈，产生沉淀，甚至堵塞。

同样的道理，如果前列腺腺管内长时间没有前列腺液排出，前列腺液就会长期淤积在前列腺腺管中，时间一长，腺管就会被堵塞。而前列腺液又在源源不断地产生，从而使得前列腺细胞充血水肿，前列腺体积增大，出现排尿不畅、尿后余沥、尿频、尿急等排尿刺激症状，而这些恰恰都是前列腺炎的临床表现。同时，腺管内的细菌会大量繁殖，引起炎症，加重前列腺炎的症状，所谓"流水不腐，户枢不蠹"，说的正是这个道理。

可见，性生活射精过程，能让炎性物质及时排除，也缓解了前列腺的充盈，减轻疼痛和坠胀感。因此，规律的性生活不但不会加重前列腺炎，而且对前列腺炎的治疗有帮助，但需要提醒的是，性生活不宜过频，中青年男性一周 2～3 次比较合适。

（周　青）

27. 慢性前列腺炎会传染吗

首先，大家要了解慢性前列腺炎包括慢性细菌性前列腺炎和慢性非细菌性前列腺炎。其中慢性细菌性前列腺炎的致病菌多数为大肠埃希菌，虽然患者的精液中可能查出这样的细菌，但由于女方阴道内有较强的抵抗外来细菌感染的能力，因此不必担心会通过性生活传染给女方。慢性非细菌性前列腺炎多数不能查出明确的致病微生物，一般不会通过性生活传染。

当然也有例外，对一些复杂的慢性前列腺炎，尤其由淋球菌、支原体、衣原体、滴虫及真菌引起的慢性前列腺炎，这些致病微生物可能通过性生活传染给女方。所以针对这些致病因素导致的慢性前列腺炎，需要明确病因后采取针对性的药物治疗，效果均比较理想，复查致病微生物培养阴性后，不会再有传染性才可恢复性生活。

（朱汝健）

28. 慢性前列腺炎是否对生育有影响

慢性前列腺炎是可以引发男性不育的。男性精液的一个重要组成部分就是前列腺液。可以想象，一个前列腺炎患者，其精子生存在一个炎症的环境中，会消耗精浆的营养成分，还会改变精液的酸碱度，影响有关酶的活性，使精液的黏滞度增高，干扰精子的运动能力等，这些都是影响生育力的不利因素。

另外，从男性泌尿生殖系统的解剖来看，前列腺是联通泌尿系统和生殖系统的重要中转站，前列腺可以通过精阜的开口从射精管联通精囊和附睾。所以准确地来说，前列腺炎实属"前列腺-精囊-附睾炎"，这三者是相互影响并可能同时存在的。所以，对于生育期、有正常性生活、超过 6 个月未孕的男性，精液检查提示异常的男性不育患者来说，还同时必须进行前列腺液的检查来排除前列腺炎导致少弱精症的因素。

同样，对于有生育要求但未育，或有二胎要求的前列腺炎患者，有必要在女方孕前进行精液质量检查，有异常者需要尽早进行干预。对于严重的男性不育症患者，还要考虑进行辅助生殖技术治疗的可能性。

（何　威）

29. 为什么慢性前列腺炎难治疗

慢性前列腺炎包括慢性细菌性前列腺炎和非细菌性前列腺炎两种。其中慢性细菌性前列腺炎主要为病原体感染，以逆行感染为主，病原体主要为葡萄球菌属和大肠埃希菌，常有反复的尿路感染发作病史或前列腺按摩液中持续有致病菌存在。而非细菌性前列腺炎是多种复杂的原因和诱因引起的炎症、免疫、神经内分泌参与的错综的病理变化，导致以尿道刺激症状和慢性盆腔疼痛为主要的临床表现，而且常合并精神、心理症状的疾病，临床表现多样。慢性前列腺炎的治疗较为困难，常有症状反复，疾病迁延不愈。

前列腺的特殊解剖结构是其炎症难以根治的重要原因如下。

首先，前列腺被膜、腺组织和间质等结构可形成"血液-前列腺屏障"，大多数抗生素难以透入前列腺包膜进入腺体，达不到有效的抑菌浓度。同时因前列腺炎性产物长期淤积，可形成前列腺结石，阻塞腺管，造成炎症引流困难，易造成反复。

其次，由于前列腺管与尿道呈直角或斜行进入尿道，分泌物不易顺畅排出，但病原微生物或尿液反而容易逆行进入腺体内，导致前列腺易受周围器官炎症影响，故慢性尿道炎、膀胱炎、附睾炎、睾丸炎以及精囊炎常与慢性前列腺炎同时存在且互为因果，使得治疗效果不佳。

最后，慢性前列腺炎病因较为复杂，不良生活方式如酗酒、嗜辛辣饮食；长时间骑自行车、长期坐位工作；性生活过度，手淫过度，不洁性交，等等，都可能导致前列腺炎症复发和加重。此外，慢性疾病造成的不良心理因素如抑郁、焦虑、紧张、神经衰弱等也对治疗影响较大。故应引导患者正确认识疾病，不要过多地关注自身微小症状的变化，同时规范治疗，改正不良的生活习惯，放松心态，这些都有助于前列腺炎的治疗。

（阴　雷）

30. 怎样"保养"前列腺以避免前列腺炎复发

（1）多饮水，不憋尿：多饮水不仅可以稀释血液，还可有效稀释尿液的浓度。一旦膀胱充盈有尿意，就应小便，憋尿对膀胱和前列腺不利。

（2）节制性生活：性生活要适度，不纵欲也不要禁欲。性生活频繁会使前列腺长期处于充血状态。因此，尤其是要在性欲比较旺盛的青年时期，注意节制性生活，避免前列腺反复充血，给予前列腺充分恢复和修整的时间。当然，过分禁欲会引起胀满不适感，同样对前列腺也不利。

（3）调节心理状态：前列腺炎的治疗是一个漫长的过程，患者常常病急乱投医，在花费大量时间、精力和财力之后，症状缓解仍然不明显。于是，很多患者就会在心理上对治愈该病失去信心，长期生活在一种挫折感之下，严重影响了正常的生活和工作。其实前列腺的治疗也并不是那么困难，关键是要找到好的疗法。其实患者如果重新审视一下自身的疾患，会发现疾病的症状波动，往往也跟情绪和精神状态有很大关系。在心情愉悦或者工作学习比较投入时，经常感到症状减轻，甚至感觉不到病痛；在情绪低落时，则感到病痛加重。而这种病痛加重的感受，又反过来使得情绪更加低落，从而形成恶性循环，造成心情的持续低落。所以努力调节自己的心理状态，保持积极的生活态度，对于很多前列腺炎患者来讲，是心理上首先要重视和解决的问题。

（4）保持清洁：部分男性包皮过长，不及时清洁就容易藏污纳垢。细菌常会乘虚而入，这样就会导致前列腺炎。因此，坚持清洗是预防前列腺炎的一个重要环节。另外，每次同房前后都坚持冲洗外生殖器是很有必要的。

（5）健康饮食：避免烟酒、辛辣刺激食物。酒是一种有血管扩张作用的饮品，它扩张血管会引起脏器充血，加重病情，前列腺也不例外。青壮年人若长期饮酒甚至有酗酒的习惯，容易患上前列腺炎。而大葱、生蒜、辣椒、胡椒等刺激性辛辣食品对前列腺和尿道具有刺激作用，食用后易引起前列腺血管扩张、水肿或导致前列腺的抵抗力降低，并有利于前列腺寄居菌群大量生长繁殖而诱发急性前列腺炎，或使慢性前列腺炎症状加重。患者常常在症状较重时能够节制辛辣食物，但症状缓解时又故态复萌，这也是前列腺炎迁延难愈的重要原因。

（6）尽量不要久坐：避免长时间打麻将、玩扑克、看电视等，伏案工作者或需长途乘车者注意每隔一段时间要起身活动活动筋骨。另外，骑自行车等骑跨动作，会对前列腺造成压迫，导致前列腺充血，因此应避免长时间骑自行车。

（蒿魁元）

31. PSA 不正常就一定是前列腺癌吗

前列腺特异抗原(PSA),是由前列腺腺泡和导管上皮细胞分泌的一种单链糖蛋白,在功能上属于类激肽释放酶的一种丝氨酸蛋白酶,参与精液的液化过程,是临床常规用于前列腺良性、恶性疾病诊断与鉴别诊断及前列腺癌患者术后随访的重要指标。

PSA 是主要由前列腺上皮细胞产生的蛋白分解酶,正常情况下被分泌入前列腺液或精液中,以有活性的游离形式(fPSA)存在,血清中的 PSA 主要以结合形式存在,通常以 fPSA 与结合 PSA 的和即总 PSA(tPSA)代表血清总的 PSA 水平。

血清 PSA 测定精确度高、稳定、重复性好,而且是无创的,有助于前列腺癌的早期诊断、监测治疗反应及判断预后。也可用于高危人群(50 岁以上男性)前列腺癌的普查。该指标的意义在于 PSA 越高,患前列腺癌的可能性越大;PSA 越低,患前列腺癌的可能性越小,但 PSA 不正常不一定是前列腺癌。

(贾国金　胡晓勇)

32. 前列腺癌患者 PSA 一定升高吗

PSA 与前列腺癌发病率大致的关系为：PSA<4 纳克/毫升(ng/ml),前列腺癌可能性为 10%～20%;PSA 为 4～10 纳克/毫升(ng/ml),前列腺癌可能性为 20%～30%,PSA>10 纳克/毫升(ng/ml),前列腺癌可能性为 50%。

因此,PSA 作为前列腺癌筛查指标时,PSA 越小提示患癌可能越小,但是不能绝对排除前列腺癌的可能,还需结合其他的因素综合判断,如种族、年龄、前列腺体积、是否具有家族史、影像学和肛指检查是否有阳性结节等。近年来,发现了 PSA 不高的前列腺癌,这主要有以下几个原因。

(1) 前列腺癌处于早期,通过规范的体检,敏感的影像学技术如磁共振弥散检查,准确的定位穿刺,从而得到早期的发现。此类患者通过积极根治性手术或者放疗,往往能得到根治。

(2) 目前的病变还只是属于癌前病变,如高级别前列腺上皮内瘤(PIN),非典型腺泡增生等疾病,这些疾病以后可能会发展为前列腺癌,虽然目前 PSA 较低,但需要定期随访 PSA,警惕前列腺癌的可能。这种情况,具有家族史的中老年男性尤其需要注意。

（3）前列腺癌是种异质性很高的肿瘤，最常见的病理类型是前列腺腺泡癌。PSA 的多少一般对应于相应的前列腺癌发展程度。但是也有些类型的前列腺癌不分泌或分泌的 PSA 很少，如前列腺小细胞癌及前列腺神经内分泌癌、类癌等。

（4）不同种族的前列腺癌患者 PSA 分泌水平存在差异。欧美人群前列腺癌筛查的 PSA 值多在 2 纳克/毫升(ng/ml)，我国指南推荐前列腺癌筛查的 PSA 值定为＞4 纳克/毫升(ng/ml)。

（汪东亚）

33. 肛诊发现前列腺有结节怎么办

前列腺炎也可以出现结节，但结节没有前列腺癌的质地硬，而且可能还有触痛。一旦指检发现结节，需要做以下检查：①抽血检查前列腺特异性抗原(PSA)；②经直肠超声或前列腺磁共振检查；③前列腺穿刺活检。直肠指诊检查发现前列腺有结节，如果结节较硬，如石头样，前列腺癌的可能性就很大了。

（盛　畅）

34. 前列腺癌有哪些临床表现

不少老年朋友没有任何不舒服，没有一点症状，结果到医院体检时，发现自己得了前列腺癌，怎么都很难相信或接受。另外一些患者一直以前列腺增生治疗，进一步检查却发现已是晚期前列腺癌。那么前列腺癌有哪些临床表现呢？

前列腺癌发生的早期，临床上没有任何排尿症状。部分患者压迫尿道，造成患者排尿困难等症状，这与患者合并的良性前列腺增生(BPH)症状或 BPH 患者的症状很难鉴别。部分患者癌细胞甚至穿透前列腺最外面的包膜，有的会侵犯到膀胱、精囊等器官，进而出现尿频、大便刺激症状、血精等，出现这些症状的患者临床分期都较晚了。如果听之任之发展，未作任何防范，肿瘤细胞就会随着血液、淋巴液等向远处转移。部分患者出现腰骶部或背部疼痛，去医院检查才发现是前列腺癌骨转移了。

（徐　斌）

35. 前列腺癌会遗传吗

　　从病因学角度来说,遗传因素在前列腺癌的发病机制中占有一定作用,但前列腺癌不属于遗传性疾病,不会直接遗传给后代。但是遗传因素在其中也起到了不可忽视的作用。统计学研究发现,前列腺癌的发病具有家族聚集性,兄弟中有前列腺癌患者的人比其他人发生前列腺癌的风险高 2 倍。

　　近 10 年以来,随着分子生物学技术和方法在遗传性前列腺癌领域的应用,有研究表明,15％的前列腺癌存在基因改变,有的甚至高达 75％。另一方面,在这些患者的特定亲属中,我们可以观察到某些癌基因出现了相同的变异,这也就构成了医学上所说的"遗传易感性"。一个男性,如果他的一级亲属(父兄)中有 2 个以上患有前列腺癌,那么他的患病概率比普通人高出 5～11 倍。种族因素也说明了遗传易感性的作用。美国的研究数据表明,黑人的前列腺癌发病率高达 275/10 万,发病率最高,白人其次,为 172/10 万,我们亚洲人的前列腺癌发病率则较低。这都表明遗传因素在前列腺癌的发病中起到了至关重要的作用。

(阮　渊)

36. 前列腺癌确诊后患者还能活多久

　　总的来说,前列腺癌的生存期还是比较好的,特别是早期,得到及时正确的治疗后大部分都可治愈。资料显示,如果确诊时肿瘤仍局限在前列腺内部而没有远处转移,那么手术后 10～15 年的存活率可以达到 90％以上,也就是说多数早期的前列腺癌可以通过手术的方法根除,从此不再对患者的健康构成威胁。另外,早期前列腺癌通过不同形式的放疗也能够取得满意的效果。数据表明,局限在前列腺内部的前列腺癌经过放疗,5 年及 10 年的存活率可高达 80％和65％,正因如此,临床医生对一些预期存活＜10 年的早期前列腺癌患者建议应用放疗,同样能够取得显著的治疗效果,同时还可以免除手术的痛苦。

　　相反,晚期前列腺癌未经治疗 5 年的存活率仅约为 15％。但值得庆幸的是,对于晚期前列腺癌,目前已经有一些手段能控制疾病的发展,改善患者的生活质量。前列腺癌的发生、发展过程都依赖雄激素,根据前列腺癌的这一特点,医生能够应用激素治疗的方法在很大程度上改善晚期前列腺癌的预后。据统计,晚期前列腺癌应用激素治疗后,5 年的存活率可达 60％左右。

通过以上数据对比不难看出：早期前列腺癌经过有效治疗后的存活年限比晚期前列腺癌要明显延长。可以这么说，对于前列腺癌来讲，只有早期诊断，才能不失时机从前列腺癌的病魔手中夺回患者的生命。

（胡传义）

37. 诊断前列腺癌的常用方法有哪些

前列腺癌同其他肿瘤一样，及早发现和治疗能够有效地提高前列腺癌的治愈率和改善患者的生活质量。前列腺癌诊断的常用方法有 3 种。

一是直肠指诊。直肠指诊是诊断前列腺癌最简单的方法。由于前列腺紧贴直肠的前壁，经过直肠指诊可以很容易地了解前列腺的情况。正常情况下前列腺大小约为 4 厘米×3 厘米，质地柔软，表面光滑，无结节感，两侧叶对称。前列腺癌的患者直肠指诊时则表现为前列腺表面不光滑，表面可以触及一些突出的小结节，前列腺的质地变硬，有时甚至像石块一样。

二是经直肠超声。早期的前列腺癌患者经直肠超声可以发现前列腺内有异常结节，超声检查可以发现那些体积较小，尚不能通过直肠指诊发现的小结节。

三是前列腺特异性抗原。前列腺特异性抗原（PSA）是目前最为敏感的前列腺癌肿瘤标志物。虽然正常人血液中也能检测出 PSA，但是当 PSA 升高到一定数值后就高度提示前列腺内存在恶性肿瘤的可能。PSA 检测的临床应用使得前列腺癌的诊断时间大大地提前，可以帮助医生能够尽早地发现前列腺癌的踪迹。

（王　晖）

38. PSA 异常一定要马上进行前列腺穿刺活检吗

PSA 即为血清前列腺特异性抗原，是由前列腺腺泡和导管上皮细胞分泌，具有前列腺组织特异性。其正常值是 0～4 纳克/毫升（ng/ml）。当初次出现 PSA 异常时，并不是马上就需进行前列腺穿刺活检的。

首先要考虑检测之前是否进行过直肠指检、前列腺按摩和穿刺、经尿道超声、前列腺电切、前列腺炎发作等情况，这些均会使血清 PSA 不同程度地升高，建议推迟 2 周以上再检查血清 PSA，同时也应避免在近期有这些情况时进行 PSA 的检测。

在排除了这些情况后，如果血清总 PSA(tPSA)＞4.0 纳克/毫升(ng/ml)时即为异常，如果 PSA＞10 纳克/毫升(ng/ml)，那么就需要在完善了影像学检查之后尽早行前列腺穿刺活检，根据穿刺活检病理结果决定后续的治疗。

而在 PSA 为 4～10 纳克/毫升(ng/ml)时，国内曾有研究显示此时的前列腺穿刺癌症的阳性率为 15.9%，相对较低。而年龄越高，tPSA 的值就越高，70～79 岁值为 0～5.37 纳克/毫升(ng/ml)，而良性前列腺增生者 tPSA 水平也会升高，70～79 岁者为 0～5.5 纳克/毫升(ng/ml)。此时，还要参考游离 PSA(fPSA)以及 PSA 密度(PSAD，即血清总 PSA 值与前列腺体积的比值)，如果 fPSA/tPAS＜0.16 或者 PSAD＞0.15 时需要行前列腺穿刺活检。即使 fPSA/tPSA 和 PSAD 正常，也至少要每 6 个月复查 PSA 水平。

（虞永江）

39. 前列腺穿刺是否会导致肿瘤扩散或刺激肿瘤快速生长

前列腺癌的确诊还要依赖前列腺的穿刺活检，对于任何怀疑前列腺癌的患者，都要及时进行系统的前列腺穿刺活检，这是确诊前列腺癌的最重要环节。部分患者甚至经过多次、多途径穿刺活检方可确诊。目前我们通常采用 12 针的系统穿刺法，在超声引导下的穿刺可以提高穿刺的准确度。但是值得一提的是，即便是穿刺结果阴性的患者，也不能完全解除警报而放松警惕，一定要及时复查，必要时还要重复穿刺，以防漏诊。

有些患者拒绝穿刺的原因是，担心穿刺会刺激癌的生长，导致癌细胞转移。大数据的临床研究已经排除了这种可能。从穿刺的操作机制上来看，穿刺活检器属于针内切割，即在穿刺针的内外套管间取得活检组织，组织取出时是不会与正常组织发生接触的，从实际报道来看也确实没有穿刺后针道种植的报道。通常穿刺后 2 周内可以取得病理报告，患者最迟 6 周内可以接受治疗，因此完全没有必要担心穿刺后癌细胞加速生长使治疗结果恶化。

最后必须指出的是：全世界范围内，所有的前列腺癌都是通过穿刺活检证实的，目前不存在第二种途径来证实前列腺癌的发生，所以这种担忧完全"杞人忧天"。存在临床怀疑前列腺癌可能的患者，还是早期接受前列腺穿刺为好，以免耽误疾病的早期诊断。

（何　威）

40. 前列腺穿刺阴性是否就说明没得前列腺癌

前列腺系统性穿刺活检是诊断前列腺癌最可靠的检查,当影像学检查或直肠指检发现前列腺结节、tPSA＞10 纳克/毫升(ng/ml)或 tPSA 为 4～10 纳克/毫升(ng/ml)且 fPSA/tPSA＜0.15 时,均应行前列腺穿刺活检,以明确诊断。目前,临床上大多采用 10 针以上前列腺不同部位的饱和穿刺,诊断阳性率较高,若前列腺穿刺阴性,说明罹患前列腺癌的可能性较小。但穿刺取得的前列腺组织并不能代表整个前列腺,仍有前列腺癌组织漏检的可能,需定期随访观察。

第一次穿刺没找到癌细胞时应明确进行的是否为饱和穿刺活检,规范化饱和穿刺未找到癌细胞时,患前列腺癌概率较小,应减少过多顾虑,但需每 3 个月定期泌尿外科门诊复查 tPSA、fPSA 等。若出现以下情况,则需进行重复穿刺:第一次穿刺病理发现非典型性增生或高级别 PIN 其 tPSA＞10 纳克/毫升(ng/ml)或 tPSA 为 4～10 纳克/毫升(ng/ml),但复查 fPSA/tPSA 值异常 2 次以上者;若直肠指检或影像学检查提示前列腺有异常结节,可在影像学技术支持下进行靶向穿刺,提高活检的准确性。

前列腺穿刺属于有创性检查,进行穿刺活检后,前列腺需要一定时间进行血肿吸收与组织修复,此时进行重复穿刺会增加前列腺组织损伤并降低活检的准确性,故重复穿刺不宜立刻进行。目前,2 次穿刺间隔时间尚有争议,一般认为首次穿刺后 1～3 个月可进行重复穿刺。

（阴　雷）

41. 重复穿刺未找到癌细胞但 PSA 仍升高该怎么办

对高度怀疑前列腺癌的患者,给予 2 次穿刺仍旧呈现阴性结果,该怎么办呢? 复查 PSA 仍升高的患者,若推荐进行第 3 次穿刺,其阳性的概率很低,仅为 3％～5％,而且近一半是非临床意义的前列腺癌。因此,3 次及以上的前列腺穿刺应慎重。如果 2 次穿刺阴性,合并存在前列腺增生导致的梗阻和排尿症状,可行经尿道前列腺切除术或剜除术,将标本送病理科进行系统切片检查。

（汤　海）

42. TURP 手术后病理发现前列腺癌该怎么办

行经尿道前列腺切除术(TURP)后病理切片发现并确诊为前列腺癌的老年患者,由于肿瘤病灶较小,经电切后偶然发现,故而有人称之为"偶发癌"。一旦确诊为前列腺癌并符合上述根治手术条件者应采取根治术。有报道认为经直肠穿刺活检者应等待 6～8 周再行癌症根治手术,这样可减少手术难度和并发症。做 TURP 者应等待 12 周再行根治手术。

如果患者已失去根治手术的机会,则按照相应的指南进行非手术治疗。

但是也有部分学者对这部分肿瘤不主张积极治疗,如果 PSA 及其他检查都正常,而患者年高体弱,可严密随访观察,甚至有人提出,进行内分泌治疗带来的副作用,甚至可能比肿瘤本身造成的危害更大。但是对于相对年轻的患者,仍应积极治疗。也有人认为,对于前列腺电切偶然发现的前列腺癌,如果格里森(Gleason)评分<4 分,无论什么年龄都可不予治疗,仅需严密随访。

总之,对于 TURP 术后病理发现前列腺癌的患者,应当根据手术风险、患者的预期寿命以及有无其他器官器质性疾病等综合评估患者在相应的治疗手段中的获益情况,并且告知患者,在征得患者同意的情况下给予相应的治疗。

(蒿魁元)

43. 同位素骨扫描对前列腺癌的诊断有什么意义

同位素骨扫描是一种全身性骨骼的核医学影像检查。它与局部骨骼的 X 线影像检查不同之处是检查前先要注射放射性药物(骨显像剂),等骨骼充分吸收,一般需 2～3 小时后再用探测放射性的显像仪器(如 γ 照相机、ECT)探测全身骨骼放射性分布情况,若某处骨骼对放射性的吸收异常增加或减退,即有放射性异常浓聚或稀疏现象,说明骨放射性吸收异常,这正是骨代谢异常的反映。骨扫描是"骨显像"的俗称,骨显像包括骨全身显像、局部骨平面显像、骨三相显像、骨断层显像、骨 SPECT/CT 显像、F18(氟)正电子骨显像。ECT 实际上又包括两大类设备即 SPECT(即习惯讲的 ECT——全身核素骨显像检查)和 PECT(即习惯讲的 PET——正电子发射型计算机断层显像)。SPECT 主要用于全身骨骼、心肌、心脏功能、肾、脑、甲状腺等检查。在肿瘤的临床应用方面,ECT,特别是 PET-CT 有极高的应用价值,能尽早发现前列腺癌骨转移灶。临床上较为常用的骨显像方法是全身核素骨显像检查(ECT)。

前列腺癌最常见的远处转移部位是骨骼,骨扫描对于晚期前列腺癌的意义主要在于明确有无远处骨转移,监测内分泌治疗的疗效,尤其对于 PSA 持续升高以及有骨痛等症状的患者。同时对于发生骨相关事件的患者可以通过骨扫描明确肿瘤的进展情况,为之后的化疗、姑息放疗提供依据。因此,对于前列腺癌患者,一般来说骨转移风险比较高的,即前列腺特异抗原(PSA)＞20 纳克/毫升(ng/ml),Gleason 评分＞7 分的患者,需行同位素骨扫描,有助于判断前列腺癌临床分期是否准确。

骨扫描对于转移性骨肿瘤的诊断具有很高的灵敏度,可比常规 X 线片提前3～6 个月发现骨转移灶。但是骨扫描阳性不一定就是肿瘤。很多骨疾病在骨扫描检查时都会出现骨扫描异常表现,这些疾病包括外伤造成的骨折、老年性的骨质疏松、骨感染、骨性关节炎、骨的良恶性肿瘤,都可以造成骨代谢活跃,使骨扫描显示异常。骨扫描特异性稍低,检测病变定位准确,但定性困难,因而在鉴别肿瘤性和非肿瘤性疾病时常常存在偏差。此外,尽管骨扫描灵敏度较高,但检查阴性不能完全排除转移。

目前,骨扫描已成为临床检查前列腺癌骨转移的最有效、最简便、最快捷、最常用的手段,并可用于肿瘤患者的随访、分期、疗效监测和预后判断。

（王林辉）

44. 前列腺癌有哪些治疗方法

目前前列腺癌的治疗方法主要包括以下几种。①观察等待治疗,也就是主动监测前列腺癌的进程,在出现病变进展或临床症状明显时给予相应的治疗。②前列腺癌根治性手术,主要包括传统的经会阴或经耻骨后以及腹腔镜前列腺癌根治术。③前列腺癌外放射治疗,也就是我们通常意义上的放疗。④前列腺癌近距离照射治疗,也就是把放射性的粒子植入前列腺内杀灭肿瘤细胞的方法。⑤前列腺癌内分泌治疗,包括去势治疗和雄激素阻断治疗。其中,去势治疗又包括手术去势(切除双侧睾丸)和药物去势(如戈舍瑞林、亮丙瑞林)。

前列腺癌具体治疗方法的选择应根据每个患者的具体情况而定。一般地说,选择观察等待治疗的仅仅适合那些低危险前列腺癌(PSA 为 4～10 ng/ml,Gleason 评分≤6,临床分期≤T2a)的患者,或者是预期寿命较短,以及其他治疗伴随的并发症大于延长寿命和仅为改善生活质量的患者；前列腺癌根治手术适用于预期寿命≥10 年，健康状况良好，没有严重心肺疾病的早期和部分中期前列腺癌患者，是治疗早期或部分中期前列腺癌患者达治愈效果的最主要手段；前列腺癌外放射治疗由于不同的治疗目的适合几乎所有分期的患者，国内主要用于晚期患者的治疗；前列腺癌近距离照射治疗只适合早期、肿瘤恶性程度相对较低，同时 PSA<10 ng/ml 的患者，这种方法在国外应用较为成熟，据临床研究表明，部分患者应用这种方法甚至可达到前列腺癌根治手术的效果。内分泌治疗通常适用于晚期前列腺患者，或者属于早中期但因各种原因不能行前列腺癌根治术的患者，以及行根治术后又复发的患者。

总之，前列腺癌治疗方法的选择因人而异，一旦确诊为前列腺癌，应该听从医生的建议，根据每个人的具体病情采用最合适的治疗方案。

（韩邦旻）

45. 确诊前列腺癌就要马上治疗吗

前列腺增生手术后有可能发生前列腺癌变，主要由于前列腺增生手术是切除增生的前列腺，而残留的前列腺及外周带前列腺组织仍有发生癌变的可能。所以即便是前列腺增生手术后，仍然要定期检查 PSA。

确诊前列腺癌后需要立即与泌尿外科医生进行沟通，通常前列腺癌是一种慢性癌，影响生命时间比较长；但是，也有部分前列腺癌恶性程度高，转移和周围侵犯发生概率高，需要临床积极干预；另外，医生需要对患者进一步分期，根据分期和危险程度，采取手术治疗、放疗或和内分泌治疗。

（姚旭东）

—— 专家简介 ——

姚旭东

姚旭东，同济大学附属第十人民医院泌尿外科主任，教授，博士，主任医师，博士生导师。中华医学会泌尿外科学分会肿瘤学组委员，中国医师协会男科医师学会肿瘤学组委员，上海市医学会泌尿外科专科分会委员，上海市医学会男科专科分会委员、秘书。

擅长前列腺癌、膀胱癌、睾丸癌以及肾、肾上腺、腹膜后肿瘤的诊断与治疗。

46. 所有的前列腺癌都可以进行根治手术吗

前列腺癌根治手术是治疗前列腺癌的一种方法，这种手术有可能使局限性前列腺癌患者得到治愈，包括开放手术、腹腔镜手术、机器人辅助腹腔镜手术（切除范围包括完整的前列腺、双侧精囊、双侧输精管壶腹段、膀胱颈部以及盆腔淋巴结清扫）。局限性前列腺癌指的是癌症处于早期，范围较小，没有发生远处转移，比如说没有转移到骨头或其他脏器。

不是所有的前列腺癌都适合进行根治手术的。哪些前列腺癌患者适合做根治手术呢？要从三个方面看：临床分期、患者的健康状况和预期寿命。我们根据前列腺癌患者的临床表现、抽血化验、影像学检查（CT、磁共振）和病理学检查结果把前列腺癌分成不同的临床分期。前列腺癌局限在前列腺以内的患者，都可以选择根治术；如果癌侵犯到前列腺外，医生会根据患者的具体情况，有一部分较早期的患者也可以选择根治术，如果手术后病理检查结果显示癌症已侵犯到包膜外，要根据情况做辅助内分泌治疗或辅助放疗，疗效也比较好。如果前列腺癌侵犯到了精囊，或其邻近组织如膀胱颈，但没有侵犯尿道括约肌或没有与盆壁固定，肿瘤体积较小，经过医生的严格筛选后，可以行根治术。目前主张对淋巴结转移的患者，但癌症本身范围不大，最好进行根治手术，术后做一些辅助治疗如内分泌治疗或放疗等，可延长患者的生命。当然，身体总体健康状况良好，没有严重的心肺疾病；预期寿命大于 10 年是做根治手术的前提。

（张青川）

47. 中晚期前列腺癌患者完全失去手术机会了吗

临床局限性前列腺癌（T1～T2 期）最有效的治疗是根治性前列腺切除术。对没有远处转移的临床局部晚期前列腺癌（T3 期）是否适合行根治术一直存在争议，一般认为前列腺癌根治术不能完全控制局部晚期前列腺癌，不能改善这些患者的远期生存。但多年大量临床观察表明，临床上判断为局部晚期的前列腺癌患者中 25％其实为 T2 期（即局限性前列腺癌），而不是 T3 期。大量临床研究表明，根治术在 T3a 期前列腺癌治疗中占据重要地位，临床局部晚期前列腺癌患者在根治术后很多患者能长期生存甚至治愈。对 T3b 到 T4 期的患者，严格筛选后（如肿瘤未侵犯尿道括约肌或未与盆壁固定，肿瘤体积相对较小）可行根治术并辅以综合治疗。

事实上最近几年前列腺癌根治术的适应证发生了很大的变化,以前只对早期(T1 期和 T2 期)前列腺癌患者做根治术,手术中先做盆腔淋巴结快速活检,如发现淋巴结有转移了原则上就放弃根治术,但还是有少数患者坚决要求进行做根治术。很多年后对这些接受了根治术的患者随访追踪发现,尽管有淋巴结转移,接受了前列腺癌根治术后的患者远期生存情况远远好于放弃根治术的患者,所以有学者认为前列腺癌根治术中可以不做盆腔淋巴结活检,取而代之的是盆腔淋巴结清扫,而局部晚期(T3 期和 T4 期)前列腺癌也可以做前列腺癌根治术,因为根治术能让这些患者在生存上有获益。

针对已经存在转移的前列腺癌患者,切除原发病灶的手术也并不是完全不可以。近年来有临床大夫者发表了一些针对寡转移前列腺癌手术治疗经验的总结,主要目的在于延长生存期、改善局部症状。手术是这类患者综合治疗的重要组成部分,术后仍然需要进行辅助治疗。寡转移前列腺癌手术适应证目前没有统一的标准,但一般认为患者需符合以下几个条件：①转移负荷少(骨转移≤5个,碱性磷酸酶正常,无骨痛,无实质脏器转移);②内分泌治疗敏感(前期内分泌治疗后 PSA＜4 ng/ml);③前列腺体积大,有尿路梗阻症状;④体能状态好,无明显并发病,无直肠侵犯。总体上来讲,既要更好地让手术服务于患者,又要避免过度治疗。

（刘　冰）

48.　前列腺癌根治术后是否会丧失性功能

性功能障碍是前列腺癌根治术后仅次于尿失禁的第二位常见的并发症。临床研究资料显示,前列腺癌患者行前列腺癌根治术后 2 年勃起功能障碍发生率可达到 20％～90％。这不仅直接严重影响了患者术后的生活质量,还可能造成较大的心理负担,尤其是对于有性生活需求的患者。

前列腺癌根治术后发生性功能障碍的影响因素复杂,主要有年龄、术前性功能和性生活质量、合并症、肿瘤侵袭范围、手术对影响勃起的阴茎海绵体神经的损伤等。因此,为了维持原有的性功能状况,对于术前有性功能的患者应首先考虑尽可能地保留阴茎海绵体神经。但是为了达到根治前列腺癌的目的,有时不可避免会损伤阴茎海绵体神经,此外即便是在术中有非常满意的神经保护措施,部分患者术后也不可避免地发生了性功能障碍。目前,随着对前列腺癌根治术后性功能障碍认识的不断深入，医生已逐步改进手术方法以降低前列腺癌根治术后性功能障碍的发生率。

对于前列腺癌根治术后性功能障碍患者可选用恰当的治疗以获得更好的生活质量。在选用治疗方案时应该重视以下因素：①对于性功能障碍的正确认知；②患者或配偶的精神焦虑和压抑；③患者或配偶对于治疗的期望值；④配偶身体和情感上对于重新开始正常性生活的准备；⑤采用性辅助治疗对于配偶之间的意义以及配偶之间非性关系的生活质量。关注恢复满意的性功能在整个生活质量中所起的作用。

西地那非是目前公认的治疗前列腺癌根治术后性功能障碍的首选口服药物。西地那非作为一种高选择性磷酸二酯酶 V 型抑制剂，其作用于阴茎海绵体平滑肌组织，能产生满意的阴茎勃起功能，已经被广泛地用于治疗前列腺癌根治术后性功能障碍。西地那非对保留性神经的前列腺癌根治术后性功能障碍的治疗有效率为 35％～75％，而对无神经保留患者的有效率不足 15％。其次，在服药基础上可以加用负压勃起装置治疗等性功能辅助治疗以提高疗效。这些性辅助治疗有一定的疗效，但是仍有 30％～50％寻求性功能辅助治疗的患者在 1 年内就中断了这项治疗，说明这些性功能辅助治疗对于长期提高性功能的适应性仍然不够。

（李爱华）

49. 前列腺癌根治术后是否还需要其他辅助治疗

一般地说，前列腺癌根治术后有下列情况的患者应该行辅助内分泌治疗：术后发现病理切缘阳性，或病理淋巴结阳性（PN＋），或肿瘤属于 T3 期（PT3），或小于 T2 期但伴高危因素（格里森评分＞7，PSA＞20 纳克/毫升），接受根治性放疗术后的患者如伴有高危因素（格里森评分＞7，PSA＞20 纳克/毫升），或属于局部进展期前列腺癌。而对于中危患者，辅助治疗没有显示出有临床意义。

（贾国金）

50. 前列腺癌患者在等待手术期间该注意哪些事情

前列腺癌根治术是泌尿外科手术中最大的手术之一。手术对患者的心理和生理都会产生较大的创伤。而且由于前列腺癌患者多为老年人，身体各部位功能均有下降，甚至一部分患者同时合并有心、脑、肺等其他系统的疾病，因此手术前适当的准备十分必要。

首先，应该保持一个相对良好的心态，避免过度焦虑。任何人知道自己得了癌症不可能若无其事，担心是肯定有的，也是正常的。但是，过分的紧张和焦虑是不可取的，也是没有必要的。要明确的是既然有机会手术治疗，说明还不算太晚，还是有治愈机会的。要有一个良好的心态，树立战胜疾病的信心，这是非常重要的。

其次，平时患有心、肺或其他系统内科疾病的患者应该到内科医生那里进行相关咨询，告诉医生自己的情况，以便内科医生根据病情调整用药或做相应的处理。比如高血压患者一定要把血压控制在一定范围之内，糖尿病患者要严格控制好血糖。对于服用阿司匹林的患者，要求术前至少停药一周，以免术中、术后出现不易控制的出血。

最后，保持良好的生活习惯也十分要紧。有吸烟习惯的患者要严格戒烟至少两周，不能嗜酒。保持正常健康的饮食习惯，从而在术前保证相对良好的体格。

总之，前列腺癌患者应该树立这样一种思想：即疾病的治疗不是从进手术室才开始，而是在等待手术的时期就已经开始。在术前将自己的心理和生理调整到一个相对较好的状态，对于疾病的治疗会起到事半功倍的效果。

（胡晓勇）

51. 什么叫生化复发？ 需要马上治疗吗

生化复发是指局限性前列腺癌患者在接受根治性手术或者根治性放疗后，连续监测 PSA，发现 PSA 逐渐升高的情况。目前诊断生化复发统一标准是：前列腺根治性切除术后连续两次 PSA＞0.2 纳克/毫升，或者根治性放疗后连续 2 次测得 PSA 值升高，大于治疗后最低值 2 纳克/毫升以上。前列腺癌根治术和放疗术后分别有 27％和 53％的患者会发生生化复发。

生化复发后是否需要立刻治疗，不是一个简单的决定，需要结合具体情况，甚至需要泌尿外科医生、病理科医生、放射科医生、肿瘤科医生多学科会诊决定。医生需要考虑的原则是，患者的生化复发是否一定会导致远处转移以及增加前列腺癌相关死亡。如果仅仅是 PSA 生化复发，不一定会导致转移和死亡。医生的挑战在于要分析这种可能性的大小，一方面延缓和阻止转移和死亡的概率，另一方面也不能多度治疗，增加相应的副作用。

目前的治疗原则如下。

（1）PSA 生化复发后，首先要诊断清楚，是局部复发还是远处转移。

（2）如果是远处转移，则需立刻接受内分泌治疗。

（3）如果是生化复发，需要判断可能导致远处转移和死亡的危险程度。可结合术后的病理特征（病理分期、PSA、病理分级）以及术后 PSA 的动力学变化（PSA 倍增时间、生化复发距离手术的时间）判断。①如果危险度低，则可等待观察或者单纯挽救性放疗，不需要内分泌治疗。②如果危险度高，则不仅需要挽救性放疗而且需要加上内分泌治疗。

（汪东亚　陈立新）

—— 专家简介 ——

陈立新

陈立新，上海市松江区中心医院泌尿外科主任，主任医师、医学博士。上海市医学会男科专科分会前列腺学组委员，上海市松江区医学会泌尿外科学术委员会副主任委员、创伤学术委员会委员。

52. 前列腺癌根治手术后为何仍要打针吃药

前列腺癌患者的打针吃药即内分泌治疗，是前列腺癌治疗的常用手段。由于前列腺癌常常是雄激素敏感的，运用药物达到最大限度雄激素阻断（MAB），能控制前列腺癌细胞的生长，治疗残余肿瘤细胞，提高生存率。针对患者不同的情况我们所选的方案是不同的。对于部分病理分期为 T2 和 T3 的患者在行根治性前列腺癌切除术前，为了缩小肿瘤、降低临床分期、降低前列腺切缘阳性率，先给患者行内分泌治疗，我们称之为"新辅助内分泌治疗"，它采用的方法是去势或最大限度雄激素阻断。"新辅助内分泌治疗"是相对于"辅助内分泌治疗"的方法，"辅助内分泌治疗"是针对部分根治性手术后或根治性放疗后的患者，这部分患者在手术后病理发现手术切缘阳性、局部淋巴结阳性或伴有前列腺癌高危因素（PSA＞20 纳克/毫升，格里森评分＞7）。目的是治疗残留肿瘤，提高生存率。这也就是有些前列腺癌根治术后患者还需要打针吃药的原因。

（钱海宁）

钱海宁

钱海宁，上海交通大学医学院附属同仁医院泌尿外科副主任，副主任医师。中国医师协会男科医师分会委员，上海市医学会男科专科分会前列腺学组委员。

擅长前列腺疾病、泌尿系统结石、男性不育的诊断和治疗，在腹腔镜治疗泌尿系统疾病和男性不育诊疗方面有较深造诣。

53. 切除睾丸能治疗前列腺癌吗

首先，严格意义上来说，切除睾丸并不能根治前列腺癌。那么，切除睾丸对于治疗前列腺癌有什么作用呢？

前列腺癌细胞的生长与雄激素密切相关，它是一种雄激素依赖的肿瘤细胞。而睾丸是产生雄激素的主要器官，男性体内约 95％ 的雄激素由睾丸产生，切除睾丸就能很大程度上阻断雄激素的产生，从而限制肿瘤生长。因此，在切除睾丸后前列腺癌细胞处于无雄激素的环境，易发生凋亡甚至死亡，从而达到减小癌肿、缓解症状的作用。

但是并不是所有的患者在诊断为前列腺癌后，医生都会建议他做双侧睾丸切除术。这是因为对于早期的、局部的前列腺癌患者，前列腺癌根治术才是他们最好的选择，只有根治术，才能从根本上去除前列腺癌。睾丸切除术是对于那些晚期前列腺癌，或者患者拒绝或无法耐受根治性手术，或者是根治术前后的一种辅助治疗。

（阮 渊）

54. 接受睾丸切除手术后为何要口服抗雄激素药物

由于大部分前列腺癌生长依赖于雄激素，因此降低体内雄激素水平的内分泌治疗成为治疗前列腺癌的一大方法。睾丸是男性雄激素最主要的来源，占总量的 95％ 左右，想要阻断人体的雄激素，当然要从这里"下手"，使睾丸丧失功能，即"去势治疗"；其余的 5％ 是由肾上腺或其他腺体分泌。对于病情比较严重的患者，阻断睾丸分泌雄激素的同时，还要服用抗雄激素的药物来阻断睾丸外分泌的雄激素，使雄激素不能与肿瘤受体结合，让肿瘤连剩下的这5%的雄激素也得不到，即彻底切断癌细胞的"粮草"，最大限度地进行雄激素阻断治疗。

（胡传义）

55. 切除睾丸和打针各有什么优缺点

前列腺癌细胞中的大部分需要依靠雄激素提供的"营养"才能够生存、繁殖，一旦其赖以生存的雄激素去除后，绝大多数前列腺癌都会逐渐萎缩甚至消失。男性体内雄激素主要来源于睾丸，因此去势治疗是目前前列腺癌内分泌治疗最为常用的方法之一。

目前常见的去势治疗方法分为通过外科手术切除双侧睾丸和采用药物去除人体内的雄激素。然而这两种方法对于前列腺癌患者的治疗来讲各有利弊。手术切除睾丸去势治疗优点在于：手术创伤较小，操作较为简单，患者一般均能够耐受手术操作；术后雄激素下降迅速，可以迅速发挥去势治疗作用；节约了治疗费用；不需要长期进行药物治疗。手术去势的缺点则是患者无法接受双侧睾丸切除术后带来的心理创伤；该种去势方法将导致不可逆性性功能丧失。而药物治疗作为目前常用的去势治疗方法逐渐被广大患者所接受，常用的去势治疗药物为促黄体素释放素类似物（LHRH-α），可以有效地降低睾丸生成雄激素的水平。这种治疗方法的优点显而易见：用药较为安全，无创，仅需皮下注射即可；无手术创伤刺激；解除了睾丸切除术带来的心理阴影；无明显的用药不良反应。而不足之处则是：用药初期可能会导致雄激素——睾酮一过性增高，需要加服抗雄激素类药物；药物需要作用一段时间后才能使睾酮达到去势水平；药物需要长期应用，费用相对较高。

（王　晖）

56. 内分泌治疗中为何经常出现阵阵脸红、发热、出汗

你应该是在接受前列腺癌的药物去势治疗，你的这种阵发性脸红发热，出汗称为潮热，是内分泌治疗中最常见的副作用，不用过于担心。在内分泌治疗中，使用 LHRH-α，如亮丙瑞林（抑那通等）、戈舍瑞林（诺雷德）等，其在早期能刺激腺垂体分泌黄体酮（LH），LH 能促进睾丸间质细胞分泌睾酮，而 LHRH-α 的长

期大量存在会抑制垂体性腺轴,使得血清中 LH、FSH、性激素水平下降,从而使睾酮水平下降,达到去势的目的,而潮热的产生一方面是由于雌激素水平降低,使得血管收缩功能不稳定,而同时性激素的缺乏会导致下丘脑的负反馈机制改变,内源性的多肽分泌下降导致儿茶酚胺分泌增加,刺激附近的下丘脑体温调节中枢,使得有潮热感。此外,如果是采用最大限度雄激素阻断治疗,非甾体类抗雄激素药物比卡鲁胺也会产生潮热的副作用。潮热是可以接受的副作用,但是严重的潮热影响到了你的工作生活的话,需要求医进行治疗,除了建议在平时避免辛辣刺激性食物的摄入以预防和减轻潮热,另外可以服用孕激素、雌激素、醋酸甲羟孕酮等治疗潮热,也可尝试针灸治疗。低剂量的雌激素(0.25 毫克/日)对缓解潮热就有效果。此外也可以选择间歇性内分泌治疗,在间歇期潮热可以得到缓解,从而有较高的生活质量。

(虞永江)

57. 什么叫激素非依赖性前列腺癌

内分泌治疗是中晚期前列腺癌最常用的治疗方法,对绝大多数患者治疗效果非常好,PSA 常常很快降低到理想水平,一些前列腺癌相关症状也得到缓解。但是,随着时间的流逝,人们会发现,原本很好的治疗效果,却发生逆转,PSA 开始升高,而且出现一些转移相关症状,比如骨痛等。这是什么原因呢? 医生常常会做一些检查或化验,包括 PSA、骨扫描或者 CT 等,然后根据各种结果,判断是否进入去势抵抗阶段,所谓去势抵抗性前列腺癌,一旦进入这个阶段,原有的内分泌治疗方案就没有效果了,出现前面说的 PSA 升高,以及各种转移症状。需要根据具体情况换用二线内分泌治疗或者化疗。

(韩邦旻)

58. 前列腺癌骨转移骨痛难忍用内分泌疗法无效怎么办

前列腺癌出现骨转移为癌症的晚期表现,此时强调多学科协作、综合性治疗。内分泌治疗是激素依赖型前列腺癌骨转移患者的主要治疗手段。当前列腺癌骨转移骨痛难忍、内分泌治疗无效时,病程多进入激素抵抗性前列腺癌(CRPC)阶段。针对这样的患者,我们尚可以采取化疗、分子靶向治疗和免疫治疗、双膦酸盐类药物治疗、放疗、外科治疗及疼痛治疗。

（1）化疗是激素抵抗性前列腺癌的主要治疗手段之一。可延长患者的生存时间，控制疼痛，提高生活质量。常用化疗药物包括多西紫杉醇、米托蒽醌、雌二醇氮芥及卡巴他赛等。

（2）分子靶向治疗和免疫治疗代表了肿瘤生物治疗的最新发展方向，其代表药物是地诺单抗。Provenge（sipuleucel-T），有人译为"普罗文奇"，是首个被美国 FDA 批准用于晚期前列腺癌治疗的疫苗。

（3）双膦酸盐类药物是治疗多种骨转移癌的一线治疗用药，能有效治疗骨破坏，缓解骨疼痛，预防和推迟骨相关事件的发生，在诊断前列腺癌骨转移后即可开始使用，适合与化疗、放疗、手术及内分泌等其他抗癌治疗联合使用，也可与止痛药物联合使用。双膦酸盐类药物治疗可能导致低钙血症和低磷血症，需补充钙剂和维生素 D 及监测指标。

（4）放射治疗包括外放疗和内放疗，可缓解骨转移引起的疼痛，减少病理性骨折的发生及减轻肿瘤对脊髓的压迫。

（5）外科治疗的主要目的包括：获得骨转移病灶的病理诊断；缓解疼痛；防止或固定骨折等。

（6）疼痛治疗在骨疼痛治疗中具有不可替代的作用，是疼痛治疗的关键及基础性治疗用药。骨转移的疼痛治疗应遵循 WHO 的癌症疼痛治疗基本原则，根据疼痛程度选择三阶梯止痛治疗方案。

（朱汝健）

59. 前列腺癌能预防吗

要回答这个问题，首先要明确前列腺癌的发病有哪些影响因素。遗传是最重要的危险因素之一，目前已经被公认，有家族史的人患病率明显增加。外源性因素会影响从潜伏型前列腺癌到临床型前列腺癌的进程。这些危险因素包括：高动物脂肪饮食、缺乏运动、木脂素类、异黄酮的低摄入、过多摄入腌肉制品等。另外一些因素可能降低前列腺癌的发病风险，包括：晒太阳、增加水果、谷类、蔬菜、绿茶的摄入量等。

从上面的信息我们似乎可以得出这样一个结论：前列腺癌没有某一个或某几个明确的发病因素，所以即使完全按照上述的危险因素通过生活方式的改变来预防前列腺癌，也是没有一定结论的。

最近有西方的研究表明：性活动频繁的男性，罹患前列腺癌的概率大大降低。准确地说，这只是一种现象，我们不能单纯通过一种现象来推导疾病的本质。这也就是说：在对微观世界没有进一步的了解前，我们尚无法准确地知道任何一种疾病的发病原因，所以从这个角度来看，现阶段的科技力量及信息并不能提供有效预防前列腺癌的方法。

（何　威）

不｜育｜篇

60. 什么是精子健康三大件

　　精子的家是睾丸的生精小管。每个睾丸中大约有千百根生精小管，而精子就生长这些小管的管壁上，精子由管壁上的生精细胞逐渐演变而来。开始是精原细胞，逐渐形成精母细胞，最后长出头部与尾部，成为类似小蝌蚪样子的精子。

　　精子健康三大件是：精液分析、性激素测定、B超检测。我们现在的精液分析，还只是看看精子有多少个、精子"美丽"（形态分析）吗、精子"跳舞"水平（精子活力）如何，这些远远不够。我们需要知道精子的"父亲"如何、精子的"爷爷"如何，所以有时候要选择精液的细胞学进行检测。我们不能直接把睾丸内的支持细胞或管周细胞随便拿出来看看，可以让患者抽血，检测一下性腺激素。因此，我们把精液分析、性腺激素测定、男性 B 超检测当作不育分析的三大件。

（李　铮）

61. 男性不育原因三分法是如何的

　　既然精子发生非常复杂，导致精子发生问题的原因也有上千种。我们把这些复杂的原因归结为三大类。第一类是睾丸性原因；第二类是睾丸前原因，主要是神经系统下丘脑、垂体原因，导致精子生成的激素过高或过低；第三类是睾丸后原因，就是精子走出睾丸的管道性毛病，如附睾、输精管、射精管梗阻。

（李　铮）

62. 治疗男性不育症的五大法宝是什么

　　现在我们有了五大法宝解决不孕不育问题。

　　第一是要勇敢尝试，精子卵子的约会要跨越千山万水，每一个月的机会就那么 2～3 天，故解决不孕不育的重要方法就是去尝试。

　　第二是在医生帮助下，某些药物疗法能够让精子健康，帮助精子克服艰难险阻。

第三是显微手术，因为精子出生的管道都非常微小，一般手术不能够准确找到原因，显微外科手术可以让许多患者的管道通畅，使精子健康起来。

第四是辅助生殖技术，这也不再昂贵，而且技术水平越来越高。医生能把在显微镜下发现的哪怕是 1 个活动精子，也可以保存下来，进行试管婴儿手术。我们强调，精子宝贝，一个也不能少。

第五是未来的干细胞疗法、基因组学分析都会给人希望。如现在白血病不再是不治之症，可以移植造血干细胞来治疗。人类不育，未来也可以进行精原干细胞移植或培养。

（李　铮）

63. 精子也会"感冒"吗

我们的呼吸道，对环境改变很敏感，所以经常会感冒发热。作为延续人类基因、繁衍子孙后代的精子，也同样会受到外界环境的影响，而发生类似的"感冒"。

（1）精子"感冒"常表现为"数量"与"活力"的波动，过去我曾经对 5 例捐精者进行长达 1 年的观察，5 位完全合格的捐精者，在天气炎热或季节变化之时，精子活力与数量明显下降，然而，炎热的夏季，精子质量则最差。

（2）精子"感冒"与体重有关，尤其是偏胖型的男士，精子从睾丸生成至成熟，受全身系统的协调，且与外部环境变化密切相关，尤其受生殖内分泌系统的影响最为直接。当人的大脑与下丘脑、垂体受身体素质或应激反应的影响，体质的强弱表现就各有不同。相对来讲，肥胖患者的精子更易"感冒"，当肥胖而又缺少运动时，内分泌激素会异常，造成精子活力的降低与改变。

（3）精子"感冒"与基因有关，人与人之间的基因组差异，小于 0.01％，但这微小差异依然存在。

（4）精子"感冒"的预防：注意天气变化，保持心情愉悦。肥胖人士适当增加运动，常怀一颗平常心，舒缓压力。一旦碰到了生殖以及男性方面的问题，有疑问或不解，不用"谈精色变"，更不用讳疾忌医，要知道，精子也会"感冒"。

另外，要提醒病家，就医必须到有资质有保障的正规大医院，千万别轻信江湖郎中的危言耸听，酿成不良后果，追悔莫及。

（夏术阶　李　铮）

—— 专家简介 ——

夏术阶

夏术阶，上海交通大学医学院附属上海市第一人民医院副院长，主任医师、教授、博士生导师。国家自然基金委项目终审专家组专家、上海市医学领军人才、上海市领军人才。

上海市医学会男科专科分会前任主任委员、上海交通大学泌尿外科研究所所长、中国医师协会男科医师分会会长、中华医学会泌尿外科学分会常务委员兼男科学组组长、上海市激光学会副理事长、中国光学学会生物医学光子学专业委员会副主任委员。

64. 精子健康需要从娃娃抓起吗

每当一个男娃娃呱呱坠地之时，父母甚至整个家族都沉浸在欢呼雀跃之中，殊不知：一个男婴长到成年且能有正常的生育能力，对睾丸和生殖系统的保护从出生那一刻就要开始了。

出生后，首先要关注的是：男婴是否存在隐睾，出生时一定要检查婴儿的阴囊，早产儿和低体重儿更是要警惕。从发育的角度上看，1 周岁以内的男婴存在的隐睾，还是有机会自行下降到阴囊的，但是国外的研究也表明，超过 6 个月仍未下降到阴囊的睾丸，即使经过手术治疗并下降至阴囊，发育到成年后，其生育能力仍是明显下降的。因此，隐睾早期诊断并积极干预十分重要和必要。应用腹腔镜技术可以微创地解决这一问题。

其次，婴幼儿腹股沟疝是男孩的常见病，双侧疝修补术导致输精管损伤致成年后无精子的患者屡见不鲜。这些患者输精管幼年受损，导致成年后患者双侧精道梗阻，相当于幼年做了双侧输精管结扎术，随着身体的长高，受损的输精管深埋盆腔，常规的手术根本无法修复。上海市第一人民医院团队开创性地应用腹腔镜技术结合显微吻合术，成功解决了这一医疗难题，应用腹腔镜的优势分离出深埋盆腔的输精管损伤处，再将睾丸段的输精管在显微镜下行端端吻合术，术后患者精液中出现精子，并且可以恢复自然受孕的能力。

另外，青少年的睾丸扭转也是一大问题。目前青少年不重视生殖系统的卫生等因素都会危害到男性的生殖能力，掌握必要的知识、早期的生理卫生宣教以及配合家长和孩子自身的自查，共同维护好男性的生殖健康问题。

（陈慧兴）

65. 精子通道堵住了怎么办

睾丸活检发现精子，意味着基本可以通过试管婴儿生育亲生子代。然而，如果可明确无精子症为梗阻原因所致，同时可确定梗阻位置，并且女方条件允许（女方输卵管通畅、年龄小于 38 岁具有正常生殖内分泌水平与生殖管道），可以选择显微手术治疗，追求自然怀孕。输精管附睾吻合术不会影响性激素水平，不对阴茎进行手术操作，所以不会影响性功能。术后 4 周可开始性生活。过早性生活可能会影响吻合口愈合。然而部分患者术后 4 周内会有遗精现象，如果遇到这种情况，也不要太过焦虑，一般影响不大。术后 8 周开始复查精液，每隔 1 月复查一次，直到精液参数稳定或女方怀孕。检查时查精液就可以，其他检查医生会根据实际情况而定。术后仍旧不能自然怀孕，建议术后 1 年左右考虑进行试管婴儿治疗，因为有少数患者术后 1 年左右精液中才出现精子。

（李　朋）

66. 什么是输精管–输精管吻合术

通俗地讲，输精管吻合术就是把输精管的两个断端接起来。输精管是精子运输"通道"中最长的一段，正因如此也是最容易生病的一段——因各种原因而引起堵塞。输精管吻合术最常用于输精管绝育术后再通吻合，有时也用于治疗其他类型的输精管梗阻，如幼年双侧疝修补术后输精管损伤。

输精管是一条细长的管道，左右各一条，每条全长约 40 厘米。输精管由附睾伸到精囊，与附睾管直接连续，是精子最终排出的管道。它起始于附睾尾部，经附睾内侧沿睾丸后缘上行，穿过腹股沟外环，通过腹股沟管到腹股沟内环水平，终止于射精管。主要分为输精管阴囊段、腹股沟段、盆腔段、前列腺段四部分。输精管绝育主要是结扎阴囊段输精管，双侧腹股沟斜疝术后常损伤腹股沟段输精管，甚至盆腔段输精管。输精管吻合术和输精管结扎复通术，手术禁忌证很少，主要包括有严重合并症不能手术者、无法纠正的出血性疾病、无法通过性交而受孕的严重的女方因素引起的不育。

输精管吻合术方法比较多，有单层吻合术、改良单层吻合术以及多层吻合术,多层吻合术术后效果最佳。输精管与输精管的"约会",是某些患者成功受孕的前提,也是经济、方便的生育选择方式。通过这次约会,95％以上的梗阻性无精症男性精液中会出现"小蝌蚪",从而获得自然妊娠的机会。

(刘　炜　李　朋)

—— 专家简介 ——

刘　炜

刘炜,上海交通大学医学院附属仁济医院性功能康复中心主任,副主任医师。入围上海市男科百名英才培育计划。

主要擅长治疗勃起功能障碍、早泄、前列腺疾病,尤其对盆腔手术后性功能的康复以及男性外生殖器整复有独到之处。

67. 什么是输精管附睾显微吻合术

在"小蝌蚪"离开睾丸进入附睾、输精管的过程中,其"出山"的道路上,有两段比较特殊的道路。一段比较细,而且弯弯曲曲,好似盘山公路,这就是附睾管。还有一段又宽又长的高速公路,那就是输精管。附睾管直径150～250微米,非常细,类似人类的一根头发;输精管内径就有300～500微米了,外观上和橡皮筋差不多。附睾梗阻是梗阻性无精子症最常见的一类,输精管附睾显微吻合技术可以解决这个问题,将直径150～250微米的纤细附睾管吻合到输精管上,好比将头发吻合到橡皮筋上,这类技术需要相当精确和娴熟的显微外科技术,才可获得50％～85％的术后再通率。

双侧附睾梗阻是引起梗阻性无精子症最常见原因,其次是输精管绝育术。先天性附睾梗阻的常见原因包括先天性双侧附睾任何部分的缺如或发育异常。后天性附睾梗阻的常见原因包括附睾炎、阴囊/附睾外伤、阴囊手术时医源性附睾损伤、输精管结扎术后继发性附睾梗阻和特发性附睾梗阻。附睾梗阻和输精管近端梗阻引起的梗阻性无精子症,可以通过输精管附睾吻合术恢复道路通畅。输精管-附睾管显微吻合术是公认最具挑战性的男性生殖显微手术。

国内目前附睾梗阻的原因主要是炎症引起,显微镜下附睾管与输精管吻合再通后可使70％～80％的患者术后精液中出现"小蝌蚪",几乎一半的夫妇术后自然怀孕。"头发"吻合到"橡皮筋"上,改变了附睾梗阻家庭的生育方式,是年轻附睾梗阻患者生育自己孩子的首选手术模式。而且,显微外科手术创伤较小,术后无明显不适。头发丝(附睾管)吻合到橡皮筋(输精管)上是我们生殖男科医生首选的治疗附睾梗阻的治疗方案,方便、安全、经济、术后效果好。

（刘智勇　李　朋）

—— 专家简介 ——

刘智勇

刘智勇,医学博士后,海军军医大学附属长海医院副主任医师,现任中华医学会泌尿外科学分会女性泌尿外科学组副组长,中国人民解放军泌尿外科学会尿路感染控制学组委员,上海市医学会泌尿外科专科分会尿道及外生殖器整形学组副组长,中华医学会男科学分会前列腺疾病诊断治疗全国协作组委员。

擅长血精等精道疾病的诊断和精囊镜治疗,尿道下裂、尿道狭窄或闭锁等尿道疾病的手术治疗,以及隐匿型阴茎成形术、阴茎延长术等男性外生殖器整形手术。

68. 哪种无精症患者的睾丸中有精子

非梗阻性无精子症患者,其睾丸中的精子就好比沙漠中的绿洲,睾丸显微取精术就是在沙漠之中寻找绿洲,那什么样的睾丸会有"绿洲"呢？睾丸内可能存在局灶性的精子发生区域,并不足以影响血清 FSH 水平或睾丸体积,而睾丸显微取精术常常可以发现这些区域。克兰费尔特综合征患者的典型表现为睾丸体积小(2 毫升)和尿促卵泡素(FSH)显著升高,此类患者行睾丸显微取精术,获取精子的概率为 66％。尽管这类患者的睾丸体积非常小,但还是能取得令人满意的结果。

化疗/放疗后无精症患者,取精手术中 53％(41/77)能成功获取精子,其中 41％(17/41)的夫妇获得了临床妊娠。淋巴瘤患者的精子获取率为 48％,而生殖细胞瘤治疗后的精子获取率则为 73％。

Y 染色体微缺失的患者,包括 *AZFa* 区或 *AZFb* 区缺失的患者,我们不主张其进行睾丸取精术。而 *AZFc* 区缺失的无精症患者就是获取了精子,所生育的男孩也都会存在 *AZFc* 区缺失,成年后其精子同样也会受损。

隐睾下降固定术后的非梗阻行无精子症,睾丸显微取精术成功率为 70％～80％。虽然某些患者睾丸体积较小,FSH 水平很差,但是仍然有较高取精成功率,并且临床妊娠率和普通患者无明显差异。隐睾术后非梗阻性无精子症可能与早期温度异常有关，手术改善后睾丸精子发生得到明显改善。

知道什么样的沙漠有绿洲，可以有效筛选患者进行睾丸显微取精术，避免对某些患者的过度创伤，如 *AZFa* 区和 *AZFb* 区缺失的患者，不建议进行显微取精手术。而放化疗手术后、隐睾下降固定术后、*AZFc* 区缺失、克兰费尔特综合征者显微取精术成功率相对较高，值得尝试行显微取精术。

（李　朋）

69. 什么是睾丸显微取精术

非梗阻性无精子症患者，其睾丸中的精子就好比沙漠中的绿洲。"沙漠"之中寻"绿洲"，就是睾丸显微取精术的真谛。生精小管精子发生的不均一性，是睾丸显微取精术的解剖学基础。为了鉴别出睾丸内所有潜在精子生成的区域，显微取精术必须对睾丸内所有的生精小管进行检测。睾丸显微取精术就是比较生精小管的大小和粗细，在显微镜下仔细比对生精小管，选择更大/更正常的生精小管。在纤薄的睾丸纵隔之内，生精小管高度屈曲，细长的小血管呈放射状缠绕其生精小管分布伴行。在生精小管间进行分离，有助于检测更深层次的生精小管，直至达到睾丸外裹着的白膜层面。显微取精时放大的倍数越大，越易于鉴定哪些小管更大/更正常。取精这一操作可能比较乏味，在睾丸体积较大时尤甚，可能需要花费数小时，充分并安全地检测睾丸的所有区域，即使是对这一领域很有经验的显微外科医生亦需如此。

睾丸显微取精术是无数非梗阻性无精子症患者实现父亲梦的重要方法，成功率高、创伤小、患者恢复快，是非梗阻性无精子症治疗的技术革命。

（赵福军　李　朋）

—— 专家简介 ——

赵福军

赵福军，上海交通大学附属第一人民医院泌尿外科副主任医师，硕士生导师。中华医学会泌尿外科学分会男科学组委员兼秘书、基础研究学组委员、国际交流委员会委员，亚洲男科协会委员，中国医师协会男科医师分会男性生殖内分泌学组委员。

擅长微创前列腺外科疾病，包括良性前列腺增生微创激光手术和前列腺癌腹腔镜手术治疗、显微技术治疗男性不育症。

70. 梗阻性无精子症吻合术后需注意什么

　　吻合手术主要用于解决梗阻性无精子症，包括输精管吻合术和输精管附睾吻合术两大类。手术做完后需注意以下几点。

　　（1）显微吻合术后可能会出现伤口周围区域和/或患侧阴囊轻微疼痛不适，这是正常现象，一般3～5天后逐渐缓解，伤口愈合后会有轻微的瘙痒感，这也是正常的，可以选择休息1～2天，也可以正常从事轻体力的工作，尽量避免久坐和剧烈活动。

　　（2）术后常规留置导尿管，一般在术后24小时内拔除导尿管，留置时间很短，请不要担心拔除后排尿功能的问题，适当多饮水，经过3～4次排尿后就能恢复如常。

　　（3）术后饮食遵从医嘱，一般术后4～6小时可饮水，以少量多次为原则，饮水后2～4小时无恶心腹胀等情况，可以正常饮食，术后24～48小时忌油腻饮食和奶制品、豆制品，避免引起腹胀。

　　（4）术后您会感觉睾丸位置较术前上移，这是正常的现象，梗阻的输精管道切除后进行吻合，缩短了精道长度，随着康复后活动的增加，阴囊内睾丸的位置会自行调整，精道的长度也会略有增加，请不必担心。

　　（5）接受输精管附睾显微重建术的部分患者1～2周内有阴囊轻度水肿的可能，这是因为代偿的静脉回流途径还没有完全适应，出现这个情况请每日睡觉时采用仰卧位并抬高阴囊，2～3周后水肿会自行消失。

　　（6）术后第8周开始，进行精液检查，每隔1月复查，观察精液质量变化曲线，评价手术效果，调整治疗方案。

　　最后如果遇到：伤口敷料脱落，伤口持续有鲜血渗出，局部或阴囊疼痛难忍，或与您手术相关的任何异常情况，请您及时到医院就诊。

（刘毅东　李　朋）

—— 专家简介 ——

刘毅东

　　刘毅东，上海交通大学医学院附属仁济医院泌尿外科副主任医师，医学硕士。上海市医学会男科专科分会整形学组秘书、青年委员会秘书，上海市生殖健康产业协会性医学专业委员会青年委员。

　　擅长泌尿生殖器官重建、男性不育症显微手术治疗等。

71. 梗阻性无精子症患者其精子究竟堵在哪儿

梗阻性无精子症的患者,通俗地说就是输精管道堵住了,各项检查显示为梗阻性无精子症。患者肯定有疑问,怎么会堵住了？堵在哪儿啦？

精子是由睾丸生精小管产生,从生精上皮脱落后,经输出小管进入附睾成熟,射精时经输精管、射精管、尿道排出体外,这一通路上的任何地方堵住了都会引起无精子症,常见的原因有炎症、外伤、手术创伤、先天发育不良等原因。我们常见的梗阻部位有输出小管(睾丸网)梗阻、附睾梗阻、输精管梗阻和射精管梗阻。

当我们面对梗阻性无精子患者时,明确"堵"的部位对我们的治疗非常重要。医生可以借助问病史、体格检查、精液分析、生殖系统超声、手术探查等手段确定堵的部位。值得注意的是,以上只是不同梗阻部位的典型改变,临床所见有时并不是这么典型的,比如附睾梗阻有可能难以触到结节;射精管梗阻时B超没有特征性发现。还有很多时候是复杂的梗阻,比如睾丸网梗阻伴有附睾梗阻;有结核病史的患者由于感染,往往造成输精管"串珠样"改变,造成多段梗阻;先天性输精管发育不良有时还伴随附睾发育不良或缺失。这些都会迷惑医生的双眼,让我们难以判断堵在哪儿,手术探查是判断梗阻部位的"金标准"。

（田汝辉）

72. 精道复通手术一定能接通吗

梗阻性无精子症,多数的附睾梗阻、输精管梗阻能够通过显微外科手术修复。我们在放大20多倍的显微镜下,用细如发丝的缝线,能够将输精管和输精管缝合,将输精管和附睾管缝合。影响接通成功与否的因素有很多,如梗阻的时间长短和严重程度、手术者的熟练程度、手术操作对血管的保护、术后的护理以及患者自身的恢复等,都会影响手术成功率。输精管结扎术后时间越久,再通率越低;附睾梗阻部位越靠近附睾头部,再通率越低;经过正规显微外科培训的临床经验丰富的医生具有较高的手术成功率;患者术后不注意护理,导致手术部位感染等,往往会影响手术成功率。对于单纯附睾梗阻的病例,我们接通的成功率可达70％～80％;对于输精管结扎术后和疝修补术后输精管损伤的病例,我们的成功率可达95％以上。还需要告诉大家的是,这不是术后就马上能揭晓答案的手术，我们的经验是：最短术后 1 个月就能在精液中查到精子，而最长的查见精子的时间是术后 1 年半。所以请手术后的患友耐心等待，惊喜可能就在明天。

（田汝辉）

73. 输精管结扎了还能恢复如初吗

门诊常有患者来咨询："医生，我之前做了输精管结扎，现在又想生孩子了，还能让我恢复如初吗？"看了上一条的介绍，大家应该比较明白了，输精管再通的成功率可达 95％以上，但是能否"恢复如初"还要看术后的恢复情况。因为手术接通，精液分析可见精子并不一定代表"恢复如初"。

输精管结扎表面看只是机械性地阻断了精子的通路，而实际上，在阻断了以后，有可能对睾丸、附睾和输精管造成"内伤"。结扎输精管后，睾丸和附睾的液体无法排出，造成生精小管和附睾管高压，引起生精细胞脱落，生精上皮结构改变，附睾管上皮功能改变，这些都对精子的功能有潜在的影响；长期的梗阻可能会导致血睾屏障破坏，机体产生抗精子抗体，导致免疫性不育。在手术接通以后，这些影响在短时间内可能难以恢复。同时，就像我们手被划伤后形成瘢痕一样，我们缝合输精管的地方也有瘢痕，这或多或少会对输精管的功能有一定的影响。因此，对于手术接通的患者，在最初精液分析时，我们往往发现精子浓度低、活力差等情况。针对这种情况，我们会对症处理，只要经过一段时间的药物治疗，多数患者是能够"恢复如初"的，所以不要急，让精子再飞一会儿。

（田汝辉　王　翔）

74. 睾丸活检后有必要做显微取精术吗

睾丸活检后有必要做显微取精术吗？要弄清这个问题，我们首先要知道什么是睾丸活检，什么是显微取精。

睾丸活检是指切开睾丸白膜，获取部分睾丸组织在显微镜下观察有无精子，目前该技术多用于诊断或辅助生殖技术前的准备。睾丸显微取精术是指在手术显微镜 20～25 倍的放大倍数下，辨别最有可能含有精子的生精小管，这种生精小管通常表现为饱满粗大、不透光，目前该方法多用于获取精子并结合卵胞质内单精子显微注射（ICSI）治疗非梗阻性无精子症。非梗阻性无精子症是指睾丸功能衰竭，精子发生障碍，导致精液中无精子，但这些患者睾丸中仍然可能存在局灶性精子发生区域。怎样才能更准确地找到这些局灶性精子发生区域是近几年外科睾丸取精术的发展方向。

睾丸活检操作简单，但是比较盲目、随机，取精犹如大海捞针。相反，睾丸显微取精虽不是创伤最小的手术，但是在采集最少量睾丸组织的前提下，这种技术能够确保最大的精子获取率和最小的睾丸功能损伤，并且在获取足量精子用于 ICSI 的同时，还可将剩余精子冷冻以备不时之需。我们总结了 73 例诊断为非梗阻性无精子症的患者，在睾丸活检后有 38 例（52.1％）获得精子，而行睾丸显微取精术时，有 47 例（64.4％）获得精子。这说明尽管睾丸活检认为没有精子的患者，采用睾丸显微取精术仍能有效获取精子。因此，睾丸活检后有必要做显微取精术。

（田汝辉）

75. 治疗乳腺癌的药物也能用于男性吗

"大夫，我是男的，怎么给我开了治乳腺癌的药啊？""大夫，你是不是搞错了，这药是给女患者吃的啊？"临床工作中，男科医生经常会听到患者这样的疑问，因为他们给患者开了来曲唑或者阿那曲唑这两种药，而说明书上明确写着这两种药是用来治疗女性乳腺癌的。是医生搞错了吗？当然不是。

众所周知，雄激素是维持男性阳刚之气最重要的激素。不管是精子的发生、性欲的维持，还是肌肉的增长，都离不开雄激素。但是雌激素在男性体内作用也不小。研究表明，性欲的唤起需要雌激素，精子发生和受精等过程也离不开雌激素。但物极必反，雌激素过高也会抑制男性的生育力。更神奇的是，在男性体内，雌激素是由雄激素转化而来的，而催化这一反应的正是芳香化酶。

芳香化酶在男性体内分布广泛，其作用就是把睾酮和雄烯二酮这两种雄激素转化为雌二醇和雌酮，维持雄激素和雌激素的平衡。这个平衡至关重要，因为芳香化酶活性过高必然会引起雌激素水平的升高和睾酮水平的降低，从而抑制精子生成。临床研究表明，很多不育男性体内的芳香化酶活性是升高的，表现为睾酮与雌二醇比值的降低，这可能是其精子发生受损的原因。如果能够应用药物抑制芳香化酶的活性，则可以恢复两种激素间的平衡，促进促性腺激素和睾酮的合成，利于精子的产生。

聪明的男科医生想到了在女性乳腺癌治疗中广泛应用的芳香化酶抑制

剂——来曲唑和阿那曲唑，开创性地将其引入男性不育的治疗当中，取得了很好的疗效。虽然目前说明书中还没有明确标注可以将该药用于治疗男性不育，但是几十年的临床研究与应用已经证明了其有效性和安全性，相信在不久的将来，我们男科医生会用事实和数据为芳香化酶抑制剂正名！

（文　伟　杨　超）

—— 专家简介 ——

文　伟

文伟，上海交通大学附属第一人民医院泌尿外科副主任医师。现为国际尿控协会会员，上海市尿控与整形协会委员。

擅长微创治疗各种类型尿失禁、膀胱起搏器的安装和调试、神经源性膀胱尿道功能障碍的系统治疗、盆底器官脱垂的微创手术治疗、生物反馈电刺激治疗盆底疾病。

76. 怎样看精液分析报告

精液分析可以说是男科最常见的检查，尤其是对于不育的男性。大多数患者可能认为精液分析就是看看有没有精子而已，其实精液成分很复杂，这也使得精液分析在各种疾病的诊断中都有重要意义。精液的主要成分是精子和精浆，精子由睾丸产生并在附睾成熟，精浆主要由前列腺、精囊和尿道球腺的分泌物混合而成，其对精子成熟、活动及受精均有重要调控作用。

拿到一份精液分析报告时，首先要看物理参数是否正常，主要包括下面几项。

（1）外观：正常精液为灰白或乳白色黏稠状液体，长期没有排精的可为淡黄色。精液如果呈深黄色，提示可能有生殖道感染。精液呈红色提示有红细胞，生殖道可能有炎症出血。

（2）量：正常人一次射精的量应不小于 1.5 毫升，精液量过少，通常提示输精管堵塞可能。

（3）液化时间：液化是指精液射出后由胶冻状变为流动液体状的过程，一般为 20～40 分钟。液化时间过长与前列腺和精囊的分泌物异常有关。

（4）黏稠度：指的是精液完全液化之后的黏稠程度，通常用拉丝长度表示；精液的拉丝长度通常应小于 2 厘米，拉丝较长说明精浆浓稠，会影响精子的运动和受精。

（5）酸碱度：精液一般偏碱性，pH 不小于 7.2，这样可以中和阴道中的酸性，保护精子活力，利于受孕。前列腺液为酸性，精囊和附睾分泌物为碱性，当精液 pH 偏低时，可能提示附睾、输精管、精囊或射精管梗阻或发育不良。

精液分析对多种男性疾病的诊断与治疗具有十分重要的意义，区区几毫升的液体里大有乾坤。关爱下一代，请从关心自己的精液开始，学会看懂自己的精液报告。

（陈辉熔　杨　超）

—— 专家简介 ——

陈辉熔

陈辉熔，上海交通大学附属第一人民医院泌尿男科副主任医师，医学博士。亚洲男科协会性功能专业委员会委员，上海市医学会男科专科分会性功能障碍学组委员。

擅长男性性功能障碍、前列腺疾病、男性不育、泌尿系结石微创碎石治疗等。

77. 射精管梗阻是怎么回事

射精管是输精管道的最后一段，由精囊排出管与输精管汇合而成。它只有 1～2 厘米长，却肩负着重要的使命——在性高潮时强烈收缩，促使附睾尾、输精管中的精子和精囊液喷射至后尿道。

射精管梗阻就是由于各种原因引发的射精管堵塞而导致精子排出受阻。

根据病因，可分为先天性梗阻和继发性梗阻两类。绝大多数的射精管梗阻是先天性的，这其中包括发育异常导致的射精管闭锁、狭窄，中肾管囊肿、扩大的前列腺囊肿等压迫射精管导致的管腔狭窄。继发性的因素通常为泌尿生殖系感染、导尿术和后尿道会阴部手术所致的医源性损伤等。

根据梗阻的情况，射精管梗阻又可以分为完全性梗阻和不完全性梗阻两种。

射精管梗阻是不育的原因之一，有 1%～5% 男性因射精管梗阻导致不育。少部分患者会有射精乏力、精液量少、射精痛、血精、排尿困难等症状，可合并有附睾炎或者精囊炎。射精管梗阻的患者由于缺乏精囊液，其精液表现为精液量少、无精子或少精子、pH 低、精浆果糖水平低。在 B 超下常可见精囊扩张，输精管造影可见精囊和输精管壶腹扩张、射精管闭塞。

　　射精管梗阻是少数几种可以通过手术纠正的梗阻性无精症的疾病之一。手术的方式包括经尿道射精管切开术和射精管气囊扩张术等。手术后大多数患者能改善精液参数，后天性梗阻术后生育概率较高，但先天性梗阻患者术后生育率却较低。最后，若手术后仍不能生育，则可以考虑进行辅助生殖治疗。

（刘智勇　姜应传）

78. 环境污染会影响精子吗

　　当前世界各国生殖健康的状况相当严峻，男性精子质量呈现逐年下降的趋势，其原因除了身体和心理疾患以外，环境污染目前已成为"罪魁祸首"之一，已经严重影响精子健康，主要有这么几大"杀手"。

　　（1）高温：睾丸对高温环境非常敏感，所以阴囊温度一般比体温低1～2℃，这个温度的环境下才适合精子的生长。如果温度太高就会抑制精子的生成。日常生活中泡热水澡、穿紧身裤、久坐等，都可以使睾丸温度增加。

　　（2）辐射：一定强度的电离辐射会损害睾丸的生精功能。小剂量辐射也会使精子质量下降而影响生育能力，长时间接触无线电通讯、电视台、手机、电脑等电离辐射后可以影响睾丸生精细胞的生精功能。

　　（3）环境激素：在我们身边的主要为涂料、洗涤剂、防腐剂、农药、石油制品等，长时间接触会使精子质量下降，从而影响男性的生育能力。

　　（4）重金属：目前已发现铅、汞、铝、铜、镉、锰、镍、铬、砷等有不同程度的雌激素样作用，长期接触能损害男性生殖系统。

　　（5）噪音：长期处于嘈杂环境中的男性，会导致性功能紊乱，还会影响精子生长。因此，生活中一定要尽量避免跟这些环境"杀手"接触。

（闾荣梁）

79. 女方反复流产与精子有关吗

　　近年来，反复流产的女性患者越来越多，据报道每1 000对夫妇中就有5～20对因反复流产而不能拥有自己的宝宝。由于准妈妈承担着孕育新生命的职责，所以以往关于流产病因的研究报道也主要集中在女方身上。女方反复流产与男性有关系吗？

　　胚胎里半数遗传物质都来自于男性，任何因素导致的男性体细胞染色体异常、精子染色体变异、精子质量缺陷、基因突变以及高龄和生殖道感染等及其他任何可以影响胎盘的父系基因异常均可导致反复流产的发生。在这里，就让我们详细梳理一下这些导致流产的男性病因。

（1）"小蝌蚪"异常与妊娠失败：通常认为精液质量差是导致胚胎发育不良的主要原因，特别是畸形精子症，当精子头部畸形率上升到 30％时，流产的可能性会明显升高。另外，精子的凋亡和 DNA 损伤也与流产密切相关。

（2）氧化应激反应异常与妊娠失败：过量的氧化应激反应产生大量氧化应激产物，致使 DNA 损伤，从而造成精子 DNA 碎片形成，胚胎发育异常，最终妊娠失败。所以各位准爸妈，应增加摄入富抗氧化剂食物，比如胡萝卜、葡萄、绿茶等或抗氧化辅剂（β胡萝卜素、维生素 C、维生素 E、锌），有助于降低精子 DNA 断裂或精子脂质过氧化水平，可以改善反复妊娠失败患者的生育结局。

（3）染色体数目异常与妊娠失败：染色体整倍体性异常多发生自发性流产，少有存活胎儿。对于反复流产的夫妇，夫妻双方都需要检查染色体，胚胎植入前遗传学诊断（PGD）和荧光原位杂交（FISH）技术均是可以直接判断胚胎染色体是否正常的重要检查，但由于技术比较尖端、价格相对昂贵，目前开展的机构不多，有需要的夫妇可以咨询相关生殖保健中心。

（4）精子"心碎"与妊娠失败：精子"心碎"即精子 DNA 损伤。DNA 损伤的因素包括疾病（如精索静脉曲张、感染）、高温、毒物、吸烟与饮酒和氧化应激等。除了上述原因外，男性的年龄因素、生殖道炎症、内分泌失调、免疫异常等，都可以使男性精子异常而导致流产。所以如果有患者不幸遇到了反复流产的情况，也应当重视男性病因，夫妻双方及时共同就诊。

（王跃闳　赵亮宇）

80. 什么是"生殖保险"

"生殖保险"即生育力保存，是运用冷冻生物学手段将被保险人的生殖细胞或生殖腺进行保存，在被保险人需要的时候予以解冻复苏，使被保险人的生育能力得到恢复。简单地说，就是将有保存生育力需要者的精子、卵泡、卵巢或睾丸组织使用冷冻保护剂处理后冻存在液氮中，以备不时之需。

在某些场合，生育力保存非常重要。军人、运动员、特殊职业的工人在日常的工作中都有可能因为各种各样的意外而负伤，导致生育能力的丧失。一些特殊职业，长期接触毒物、高温环境等会对生殖系统造成潜在的伤害。对于肿瘤患者来说，为了保存生命，医生往往会选择各种极端的手段来进行治疗，包括有毒化学药物以及放射处理。人类的生精细胞对这类处理尤其敏感，在治疗过程中纷纷死亡。最终使患者失去生育能力。此外，严重少弱精症患者也是生育力保存的对象。精液的质量往往是不稳定的。在治疗过程中偶尔出现的精子，可能过一段时间就再也不会出现了。因此，这些患者有必要在精液中还能发现精子的时候将这些种子保存起来。具有远期生育需求的人群也可以选择生育力保存。现在社会的生活压力大，很多人年轻的时候可能顾不上成家立业，即使是正常人，错过了这段黄金时期，精液质量也会逐渐衰退。等到事业功成名就却没有子嗣也非常令人苦恼。这个时候，生育力保存就能解除他们的后顾之忧。

（陈向锋　朱子珏）

81. 什么是卵胞质内单精子显微注射

1992 年，世界上第一例卵胞质内单精子显微注射（ICSI）试管婴儿诞生，标志着辅助生殖技术在解决男性不育问题上跨出了一大步，从此精子无需大军团鏖战，单精子也插上了爱情的翅膀，与卵子相遇开花结果。那么 ICSI 究竟是什么？哪些人适合呢？

ICSI 全称是卵胞质内单精子显微注射，国内俗称第二代试管婴儿。其操作过程是由实验室的胚胎学家在显微镜下选取一条形态正常的精子，通过玻璃管显微注射到卵子的细胞质内，完成受精过程。ICSI 操作跨越了精子运动、顶体酶释放、颗粒细胞消化、精卵结合、透明带反应等一系列步骤，特别是大大降低了对于精子数量的要求（从百万的数量级降低到个位数），为男性不育患者带来了福音。

ICSI 的适应证（国家卫生与计划生育委员会法规要求）：①严重的少、弱、畸精子症；②不可逆的梗阻性无精子症（附睾或睾丸获取精子）；③生精功能障碍（排除遗传缺陷引起）；③免疫性不育；④精子顶体异常；⑤体外受精（IVF）失败（以往 IVF 不受精或受精率低于 30％）；⑥卵子冷冻保存后，或不成熟卵子经体外培养成熟后，需要采用 ICSI 辅助受精；⑦进行种植前诊断，技术上要求 ICSI 者。

ICSI 虽然大大提高了受精效率，但部分患者通过 ICSI 仍然无法受精，可能的原因有：精子畸形，活动力差；卵子胞质成熟度差；精子中心粒或卵子微管微丝系统障碍；不明原因的受精障碍，等等。自 ICSI 技术诞生之日起，关于此技术安全性的争议就从未停止过，其远期安全性有待评估，相关机构需严格把握指征进行操作。

（刘　锋　薛云婧）

82. 什么是"试管婴儿"

很多人对"试管婴儿"的第一印象是这是一种在试管中培养出来的婴儿，但实际并非如此。"试管婴儿"是一种技术，即"体外受精联合胚胎转移"技术。孕育婴儿的关键步骤——卵子与精子结合——在体外器皿里完成。由于早期体外受精实验经常使用试管，这项技术就有了这么个颇为科幻的俗称。受精完成、胚胎开始发育之后要被移植到母体子宫中继续生长直到出生。因此，这些孩子也是在妈妈的子宫内长成的，而非在试管内长大的。

随着生殖技术的不断发展，"试管婴儿"现在已不仅仅局限于"体外受精和胚胎移植"，1992 年比利时的医生首次在人类成功应用了卵胞质内单精子显微注射（ICSI），就是使用显微操作技术将单个精子注入卵胞质内使其受精，体外培养到早期胚胎，然后将胚胎移植入母亲的子宫内。这项技术可以解决常规受精失败的问题，因此提高了体外受精（IVF）的成功率。ICSI 对重度少弱精子症以及需睾丸取精的男性不育症患者的治疗，具有里程碑的意义。

近年来，许多生殖中心开展了胚胎着床前遗传病诊断（PGD），PGD 是指在体外对胚胎进行遗传学诊断，避免遗传病患儿出生的技术。当胚胎体外培养发育到 6～10 个卵裂球时，通过显微技术取出 1～2 个卵裂球进行分子遗传学检查，或者胚胎发育到囊胚时期时，取滋养外胚层细胞，甚至可以用胚胎培养时用过的培养液筛选正常胚胎，从而将未携带遗传病的胚胎移植回子宫使女方妊娠，从而避免遗传病患儿的出生，达到优生优育的目的。对于有某些特殊染色体异常或遗传性疾病的夫妇，可以通过 PGD 技术选择正常的胚胎，从而获得健康的子代。

（程　洁　杨　菲）

83. 精子"体检"有讲究吗

我们在医院做身体检查时，医生常告诉我们抽血化验肝功能等检查之前要空腹，做泌尿系统 B 超检查要憋尿，做磁共振成像检查前身上不能带金属物品等注意事项。那么给精子做"体检"时也有很多讲究吗？答案是肯定的。

精液的常规检查是了解男性生育情况最主要，也是最简单直接的方法，但可能因为诸多原因会使得精液检测出现误差，而为了避免误差，我们需要注意些什么呢？

（1）取精前的讲究事项：①取精液前的禁欲情况跟精液的质量有关，对精子的数目影响很大，而对精子的活动力和形态影响较小。取精液前一般应禁欲3～5天，时间太短，检查出来的精子浓度和精液量会减低；时间太长了，检查出来的精子活动率会下降。②取精前夜睡眠良好。③同时禁欲期间应当戒烟忌酒，忌服对生精功能有影响的药物等。④如果是初次看病取样，可隔周复查1～2次。这样的话可以更准确地反映精液的实际情况，多数受检者没有做到这些，所以导致精液的检查结果浮动很大。

（2）取精液方法的讲究：取精液的方法也有讲究，主要有 3 种方法，即手淫法、性交中断法、避孕套收集法（包括仪器取精），而最理想的方法是手淫取精，因为可以完整地将精液收集在合适的容器中不受污染和遗漏。性交中断法会因为混杂有阴道分泌物和动作匆忙，使得精液收集不规范，从而影响检测结果，故目前已不使用。避孕套收集法会因避孕套中的化学成分等影响精子的活力及活率，而且套内总会遗留部分精液，影响精液计数。因此，最好是在医院专门的取精室内用手淫的方法取精。

当然，不管哪种方法，都要先排尿，清洗一下尿道口再取精。精液最好直接采集于由医院提供的清洁广口器皿内或专门的取精杯内，确保精液不要有遗漏和污染。

（3）取精后的讲究：取精后的精液杯应保持在 37℃左右，冬季可以将精液瓶贴身保暖，切勿倒置，夏季需避免阳光直射。取精后应立即送检验室，争取在短时间内进行检查，最好在 1 小时内送达。时间太长或精液瓶温度过低或过高，都会影响精子活率及活力的检测，以免引起误差。

只有了解和做好精液检查的基本事项，才能得到有价值的检查结果，使医生掌握真实情况，才能给出正确的诊疗建议。

（张　伟　刘　蕾）

84. 精子需要中医养生吗

从现代医学角度看，男性不育症的发生、发展与各种发育异常、免疫因素、感染因素、精索静脉曲张、毒素损害等多种因素有关,从中医来认识,肾虚、湿热、血瘀等是男性不育症的主要原因。

从临床症状而言,清代《秘本种子金丹》曰:"疾病之关于胎孕者,男子则在精,女子则在血,无非不足而然。男子之不足则有精滑、精清、精冷,或临事不坚,或流而不射,或梦遗频数;或便浊淋涩,或好女色以致阴虚,阴虚则腰肾痛惫;或好男风以致阳极,阳极则亢而妄阴;或过于强固,强固则胜败不洽;或素患阴疝,阴疝则脾肾乖离。此外,或以阳衰,阳衰则多寒;或以阴虚,阴虚则多热。是皆男子之病,不得尽诿妇人也。当得其源而医治之,则事无不济矣。"清代《石室秘录》中指出男子不育有六因:"一精寒也,一气衰也,一痰多也,一相火盛也,一精少也,一气郁也。"以上论述都有实用价值。

从病证上看,不育症有虚、有实、有寒、有热,近年来发现实证、热证渐多了起来。情志内伤,病邪外感,过食肥甘,恣贪酒色等,多为实邪,最易导致气血瘀滞,湿热下注。而先天禀赋不足,精气虚弱所致者则逐渐减少。现代生活方式的改变,生存环境的影响,营养状况的改善,饮食结构的变化,疾病谱的推移,使虚证的发病率明显下降,而产生湿热、血瘀、痰湿的机会增多。国外研究已证实,由于环境污染,近 50 年来男子精子的数量、质量逐年降低,使外界毒邪在男子不育病因中的比例逐渐增加。

（谭广兴）

85. 精子也过春夏秋冬吗

男性精液质量变化与季节有关,科学家通过对男性不育症患者长达 32 个月的精液分析后发现,精子形态正常率高、精子数量最高的为冬春季,精子活力最强的是秋冬季。研究发现初春季节精子尾部缺损出现率高,尾部缺陷的精子活力差,难以接触到卵子并使其受精;炎热的夏季,阴囊的温度高,不成熟精子的比例高;夏末初秋精液中多头部畸形精子;而在冬季精子尾部易出现缺陷,导致精子活力差影响受孕等。

在科学结论的指引下,我们寻医问药,向"老祖宗"要答案。引经据典,推荐"顺时而食、顺时而动"的智慧,首先了解四季更替意义所在:春天生发阳气,促进人体的生长发育,意味着"生生不息"。男性朋友可以选择补肝脾的食物,多食用甘味食物,如五谷杂粮和蔬菜类根和茎;选择有益于身心温暖的运动,可以是慢跑、缓和的球类运动,户外远足踏青,增加有氧运动,增强心肺功能等。夏天天气炎热，人体新陈代谢加快、机体生长速度快，要适应如此温度下对人体能量的高消耗，饮食注意养心肺、固肾，多用辛味食物发汗开胃，如葱、姜、蒜、花椒等，选择运动不宜太剧烈，配合刮痧、拔罐等排毒，可以促进延年益寿。秋天，人容易伤春悲秋，注意情志的回收，补气祛湿，可以食用补气黄芪粥或加上有节制的运动来疏发固本。冬季是自然界藏好种子、养好种子的时节，宜静养、饮食补肾，冬令进补，做到补肾细无声。

只待秋冬时，定有"精"喜至。"心平气和，淡泊流年。"男性不育患者要想精子质量好，实现自己的生育梦想，首先要具有顺时而食，顺时而动的智慧。通过改变以前不良的生活方式，通过合理饮食保持身体健康，心平气和拥有良好情境，静心期待 9～11 月份精子的黄金时节，一定可以收获属于自己的健康宝宝。

（孙红芳）

86. 什么是生育酚

维生素 E 作为体内重要的脂溶性抗氧化剂，它分为生育酚和生育三烯酚两类，每类又分 α、β、γ、δ 4 种。自然界以 α 生育酚的分布最广。维生素 E 通过口服进入体内后，20％～40％的 α 生育酚可被小肠吸收，过量的 α 生育酚被转化为 2,5,7,8 -四甲基- 2 -羧基- 6 -羟基苯并氢化吡喃（α-CEHC）并通过尿液分泌排泄，其他生育酚如 γ 生育酚和 δ 生育酚则几乎全部降解，并以相应的 CEHC 分泌到尿液中排出。天然维生素 E 含 α 生育酚、β 生育酚、γ 生育酚、δ 生育酚和生育三烯酚，均为 RRR 型（D 型），即天然维生素 E，包括 RRR-α 生育酚、RRR-β 生育酚、RRR-γ 生育酚、RRR-δ 生育酚和生育三烯酚。合成维生素 E 存在 8 种旋光异构体，由 RRR-α 生育酚、RRS-α 生育酚、RSS-α 生育酚、RSR-α 生育酚、SRR-α 生育酚、SSR-α 生育酚、SRS-α 生育酚和 SSS-α 生育酚组成，且每种异构体占 12.5％，因此合成维生素 E 为消旋体，即 DL 型。由于肝脏中的维生素 E 受体——α 生育酚转移蛋白，对 RRR-α 生育酚有更好的亲和力与结合能力，且只有 2R 形式的（RRR，RSR，RRS，SRR）生育酚可被 α 生育酚转移蛋白鉴别出并存于血浆中，因此天然维生素 E 的生物活性高于合成维生素 E。

活性氧（ROS）产生过多可导致精子结构与功能异常，是造成男性不育的重要因素。维生素 E 在体内可通过对抗 ROS 所导致的膜脂质过氧化损伤，保护精子的结构与功能。

（许 莲 赵 唤）

87. 精子也需要"伟哥"吗

"伟哥"？这要介绍一下一氧化氮（NO）、伟哥和精子之间的故事。

在过去，一氧化氮（NO）一度被认为是没有用的气体，甚至被认为是汽车尾气、环境污染物。直到 20 世纪 80 年代几位科学家经过不断的探索研究，揭示出 NO 有益于人体健康的一面。在研究通过 NO 途径治疗心血管疾病的过程中，美国某公司因此研制出治疗阴茎勃起功能障碍（ED）的著名药物——"伟哥"。

大量研究表明，NO 参与精子生成、精子运动等活动的调节。低浓度 NO 有益于增加精子活力、活率，提高精子的受精能力；高浓度 NO 对精子具有损伤作用，使精子活力、活率下降。这说明了 NO 与男性生育能力有着密切的联系。对 NO 与精子之间关系的深入研究，必将为阐明正常男性生殖功能以及男性不育症的诊治提供新的思路和手段。现在，国外已有学者尝试利用 NO 剂量依赖效应进行生育调节，如用 NO 供体进行避孕药的开发，低剂量的 NO 作为刺激剂，应用于辅助生殖技术治疗不育症等。

在"伟哥"的安全性研究中发现，长期服用"伟哥"对健康男性精子活动力、密度、畸形精子率、精子活率、精液量及黏稠度等均没有明显的影响。服用"伟哥"后，上述各项的测量结果与服用前相比，并无明显变化。

对于少弱精子症、糖尿病神经病变、不育症等患者，"伟哥"能显著提高精子的活力、精子总数、精液量。研究者分析认为，"伟哥"不仅可以直接提高精子的活力，还能提高前列腺、精囊腺等附属性腺的分泌功能，为精子创造一个更好的生存环境。此外，在一些动物研究中发现，体外使用"伟哥"，可提高精子的活力，促进精子与卵子结合，提高受精率。"伟哥"在治疗阴茎勃起功能障碍（ED）方面的效果、安全性已经得到了公认，ED 患者爱"伟哥"。而越来越多的研究表明："伟哥"对精子也有积极影响，精子也爱"伟哥"。进一步研究"伟哥"对精子的影响，对于男性不育症的治疗和辅助生殖技术有着重要的意义。

（陈国武　赵　唤）

—— 专家简介 ——

陈国武

陈国武，复旦大学附属妇产科医院上海集爱遗传与不育诊疗中心男科主任，医学博士，主任医师。上海市医学会生殖医学专科分会委员、上海市医学会男科专科分会委员。擅长不孕不育症诊治、体外授精（试管婴儿）术。

88. 男性不育需要心理关注吗

世界卫生组织（WTO）对健康的定义不仅仅是身体上，也包括心理上与社会、生活相协调。而我们男性健康也是如此，对男性不育症患者来说，有时心理承受的压力比身体异常更加让人心生惶恐。男性不育症常导致负面心理影响，心理的不健康状态有时也成为直接导致不育的原因。

男性不育症患者的心理压力最常见来源为家庭和社会的偏见，家人的期盼以及社会伦理与男性不育爆发冲突，使患者背负巨大的心理负担。其次，自身对疾病缺乏认识、恐惧、治疗失败等因素也导致患者迷茫和情绪低落。再者，男性不育症患者对性的平等和生育平等的渴求也容易造成焦躁、愤怒的情绪。这些心理状态不仅不利于不育症的治疗，影响患者做出最客观有效的治疗方案抉择，同时对不射精症、阴茎勃起功能障碍（ED）等患者来说反而会加重病情，陷入恶性循环。

正确认识疾病、隐私和沟通、信心和接受、疏导和求助等四大原则，可以解决上述问题。就像人在路灯下的阴影被放大变长一样，不育症并不可怕，只是在心理上放大影响了。只要通过自身、配偶、家庭和医生多方面的协调配合，不育症患者同样能一路从积极健康的生活走到"生儿育女"的康庄大道。

（李湘平　韩邦旻）

89. 精液分析无精子是真的无精子吗

精液分析如果显示无精子，不必过分焦虑，体内未必就真的没有精子，经过三步法取精术，有很大的概率可以取到精子，结合辅助生育技术，可以生出健康宝宝。无精子症的病因分为睾丸前因素、睾丸因素和睾丸后因素：睾丸前因素是由于下丘脑、垂体激素分泌的异常导致了生精功能的改变；睾丸因素是由于各种环境诱因或者遗传因素导致了睾丸本身功能的下降；而睾丸后因素是因为精子在排出过程中受到阻碍，导致精子无法排出。

无精子症患者真的就没有精子了嘛？那可未必。如果尿促卵泡素（FSH）、促黄体激素（LH）等垂体激素都较低，说明可能是由于下丘脑、垂体方面的因素导致了无精子症，使用激素替代治疗可以重建生精功能；如果睾丸后的排出管道出现问题，可以通过穿刺找到精子，还可以通过显微手术去除梗阻部位，这样可以有自然怀孕的可能。如果是睾丸因素引起的无精子症，通常我们采取三步法取精术：睾丸细针抽吸，睾丸活检术，睾丸显微取精术。三步法取精术能有效地提高精子获得率，60％的非梗阻性无精子症患者可以通过这一方法找到精子。

（徐　晨　姚晨成）

90. 什么是少精子症

少精子症就是"小蝌蚪"有点少，通俗地讲就是精子数量不多。那精子数量低于多少才算少呢？按照《WHO精液分析手册》（第五版）的标准，少精子症是指精子的总数小于 39×10^6/次（或精子浓度小于 15×10^6/毫升）。精子浓度的参考值最低值是 15×10^6/毫升。精子总数参考值最低值是 39×10^6/次。

诸多研究证明，每次射出的精子总数和精子浓度均与妊娠的时间及妊娠率有关，可通过其预测受孕。少精子症也有自然怀孕的机会，严重少弱精子症时，需要借助辅助生殖技术才能获得妊娠的机会。一般地说，一次射出的精子总数反映了睾丸的生精能力，但脊髓损伤、雄激素不足、长期禁欲后采集的样本或不完全逆行射精的患者则是例外。少精子症患者应考虑以下原因，以便做出相应的诊疗决策，提供遗传咨询及产前筛查。

少精子症就是精子的总数低于正常值的最低限值，可伴有不同程度的活力、活率及形态异常。其致病原因复杂，包括遗传、内分泌、环境毒素、工作及生活方式等。但少精子症患者也可获得自己亲生的健康后代，前提是采用辅助生殖方式获得的子代需进行遗传学筛查，以减少出生缺陷，促进优生优育。

（顾本宏）

91. 什么是弱精子症

弱精子症就是精液中的精子总体运动能力偏弱，通俗地讲，就是小蝌蚪跑得慢。根据精子运动功能的不同分成以下几类。①前向运动精子（PR）：精子运动活跃、呈线性运动或者在较大的范围内运动（不考虑运动的速度）；②非前向运动精子（NP）：精子运动但不活跃，如精子在较小的范围内运动，精子头部轻微移位或仅有鞭毛摆动；③不动精子（IM）：精子完全不动。按照《WHO精液分析手册》（第五版）的标准，如果 PR 级精子所占比例低于 32％，那就可诊断为弱精子症。

　　弱精子症现有的药物治疗方式包括：①激素内分泌治疗，如雄激素降低者可考虑补充雄激素进行治疗，优先考虑通过内源性升高雄激素的治疗方案，因为外源性补充雄激素可能会抑制睾丸生精过程；②补充 L 谷氨酸、精氨酸、辅酶 Q_{10}、维生素 A、维生素 C、维生素 E、L 肉毒碱等。弱精子症的治疗一直是泌尿男科医生的一大难题，各种经验性、非特异性的治疗方法被试图用来提高弱精子症患者的生育能力，但是总体疗效欠佳，大多数患者最后都求助于体外受精（IVF）或卵胞质内单精子显微注射（ICSI）技术。

　　总之，"小蝌蚪"跑得慢，可以通过饮食调整、生活方式调整来改善。如果效果不明显，可以考虑药物治疗，必要时通过手术治疗改善精子活力。部分患者，可能需采用辅助生殖技术生育亲生子代，注意需要进行遗传学筛查，以减少出生缺陷，促进优生优育。

（张爱军　顾本宏）

92. 什么是精索静脉曲张

　　有些时候，会发现阴囊表面有几根粗血管，像蚯蚓一样，这是精索静脉曲张的表现。其实，精索静脉曲张是青春期和成年男性的常见病，发病率占男性人群的 10％～15％，在男性不育人群中的发病率高达 40％，在继发性男性不育（先前可生育，之后发生男性不育）中发病率高达 75％～80％，被认为是引起男性不育的重要原因。临床症状主要表现为"蛋疼"，即阴囊坠胀不适或伴有疼痛，可放射至下腹部和腰部，运动、站立过久或劳累后症状加重，平卧和休息后减轻，有些患者或可合并性功能减退等症状；还有些患者表现为生育力低下。

　　目前，临床上根据查体，将精索精索静脉曲张分为 3 级。①轻度：触诊不明显，患者吸气后屏气，并增加腹压后，可在阴囊上方精索触到曲张静脉。②中度：触诊可触到曲张静脉，但阴囊外观正常。③重度：可见阴囊内曲张静脉如成团蚯蚓，触诊更为明显，这种就表现为"蚯蚓状"。

　　手术治疗适用于症状较重，精索静脉曲张明显或伴有临床症状或经非手术治疗症状不缓解者以及精索静脉曲张较轻但检测精液有关指标异常（包括精子数目减少、活力降低和形态异常）或为防止睾丸萎缩与生精障碍者。

（梁国庆）

93. 有睾丸鞘膜积液怎么办

正常情况下睾丸鞘膜囊壁具有分泌和吸收浆液的功能,囊内有少量浆液存在,性质与腹腔内浆液相似,能使睾丸在其中自由滑动,有滑润作用。若睾丸固有鞘膜腔内存在超过正常液体量,而形成囊肿病变,好比"蛋蛋"泡在水里会肿了一样,这种情况称为睾丸鞘膜积液。睾丸鞘膜积液对男性生育有一定的影响,就好比鸡蛋一直泡在温水中,势必会有影响。

鞘膜积液影响生育的主要原因有:①睾丸周围的鞘膜积液压迫睾丸,影响血液循环,影响生精功能;②鞘膜积液过大,阴茎被阴囊皮肤包绕,不利于正常性交;③继发于结核、睾丸炎等疾病者,不利于生育。特别指出,鞘膜内长期积液,内压增高,而使睾丸缺血,睾丸生精功能不良,这是临床上重要的导致不育的因素。同时成人巨大鞘膜积液影响正常性生活,也可导致不育。

怎么才能让"蛋蛋"周围的水变少呢? 一般有以下两项治疗措施。①注射治疗:在抽液后向鞘膜腔内注射具有刺激性的药物如奎宁、鱼肝油酸钠等,使发生炎性粘连以消灭鞘膜腔。此法反应较大,粘连不完全时会形成多房性鞘膜积液,给手术治疗带来更多困难,现已使用较少。②手术治疗:交通性鞘膜积液应经腹股沟切口,近内环处结扎腹膜鞘状突并将远端鞘膜囊翻转或切除。对继发性鞘膜积液必须治疗原发病。对于较大的鞘膜积液伴有明显症状者,应行鞘膜切除翻转术。

(宋鲁杰　梁国庆)

—— 专家简介 ——

宋鲁杰

宋鲁杰,上海交通大学附属第六人民医院泌尿男科副主任医师,医学博士、硕士生导师。亚洲男科协会青年委员,上海市医学会男科专科分会青年委员会副主任委员,上海市生殖健康产业协会性医学委员会委员。

擅长尿道狭窄、尿道下裂、尿瘘、精索静脉曲张、前列腺疾病的外科治疗。

94. 精子喜欢冷还是热

精子,肩负着繁衍的重大使命,是男性体内最神奇、最精妙的细胞。越是精巧美妙的东西，往往也越是脆弱。精子亦是如此，它犹如温室的花朵，美丽却也容易凋谢。影响精子的因素有很多，而温度，便是其中之一。

精子需要一个适宜的温室，而这个温室就是阴囊。阴囊能够随温度的变化改变它的形状。当外界温度较高时，阴囊会舒张，增大它的散热面积，降低内部的温度；而当气温较低时，阴囊则会收缩，一方面降低散热面积，同时也让睾丸贴紧腹腔，从那里获得一定的温暖。另外，阴囊内部合适的温度，也与动静脉之间的热交换息息相关。动脉血从腹腔流向阴囊，它的温度较高，而从阴囊回流的静脉血则温度较低，且越接近腹腔的血液温度越高，动脉血和静脉血在睾丸动脉-蔓状静脉丛之间有着较多的接触，使得它们可以进行充分的热交换，降低流向睾丸动脉血的温度，让睾丸的温度可以较直肠内降低 3～4℃，给精子合适的生存环境。

在日常生活中，低温对于精子的损伤比较少见，而高温的危害则常见得多。有一些男性喜欢穿紧身的牛仔裤或是紧身的内裤，在压迫阴囊的同时可能升高阴囊的温度，影响睾丸和精子的质量。因此，在日常生活中，建议穿较为宽松的内裤和裤子。另外，长时间在高温环境中工作，也可能对精子产生一定的影响，如厨师、冶炼工人等。精子的存活，需要适宜的温度。不卑不亢，不骄不躁，不冷不暖，中庸之道，才是精子的生存法则。

（黄煜华）

95. 什么是逆行射精

正常的男性在受到性刺激时，尿道周围肌肉会出现收缩，尿道球腺分泌物被挤出尿道外口，随着刺激的不断进行，尿道周围的骨骼肌收缩，期间膀胱颈口的平滑肌也会收缩，导致尿道内口关闭，促使精液进入后尿道，在尿道周围肌的不自主节律性收缩的作用下，让精液射出体外。因此，尿道周围骨骼肌和膀胱颈口平滑肌的收缩，对于射精都有着重要的意义。而当膀胱颈口平滑肌的收缩功能出现障碍时，尿道内口就无法关闭，精液就会回流至膀胱。此类患者在性生活时会有正常的射精感，但是没有精液射出，而在性生活后小便时，就可能发现尿液出现浑浊，这就是精液回流至膀胱后和尿液一起排出导致的。

射精和尿道周围骨骼肌及膀胱颈口密切相关，它由发自胸椎 10～腰椎 2 的交感神经控制，尿道周围肌的收缩则由发自骶椎 2～4 的阴部神经的躯体纤维控制。膀胱颈口的损伤、糖尿病、神经系统的疾病、药物的损伤等，都有可能导致逆行射精。

逆行射精的危害主要是会导致不育。停用可能导致不射精的药物，服用拟交感类药物，有可能治愈部分逆行射精患者。对于药物治疗无效者，可以采用辅助生殖技术助孕。在手淫后排尿并对尿液进行离心，有可能会获得精子，而在手淫前需服用碳酸氢钠碱化尿液，有助于提高尿液中精子的活力。睾丸的穿刺和活检，可以从睾丸中直接获取精子，用于辅助生殖治疗。另外，部分医院还可以进行电刺激取精术，通过直流电进行方波刺激模拟射精状况，之后再收集膀胱里面的精液进行离心，可获得大量高质量精子，用于辅助生殖技术。

（王林辉　黄煜华）

96. Y染色体微缺失是怎么回事

Y染色体是男性特有的染色体，是决定男性性别的染色体。人的染色体有23对（即46条），其中22对为常色体，男性与女性的都一样；余下的一对为性染色体，女性的染色体由两条相同的X染色体组成，书写为XX；男性的由一条X染色体和一条Y染色体组成，书写为XY。

Y染色体是决定男性性别的染色体，然而在某些男性的染色体中，Y染色体有一些细微的变化，甚至缺失，这种变化在生活中也许不会被察觉，却会影响男性生育能力。因此，当一名患者发现自己的精液分析表现为少弱精、无精子症的时候，Y染色体微缺失的筛查是必需的，这将给医生接下来采用的治疗方法以及推荐患者采用的生育方式提供依据。这种情况下，同时建议筛查染色体核型。

值得一提的是，Y染色体微缺失患者的精子中携带的Y染色体，依旧是带有微缺失的，也就是会遗传给自己子代的男性宝宝。卵胞质内单精子显微注射也不能避免这种情况的发生。如果患者的子代是一名女性宝宝，那么Y微缺失将不被遗传下去。

（张　锋　万　众）

—— 专家简介 ——

张　锋

张锋，复旦大学附属妇产科医院、复旦大学生殖与发育研究院教授、博士生导师，复旦大学遗传工程国家重点实验室副主任，上海市女性生殖内分泌相关疾病重点实验室副主任，复旦大学生命科学学院双聘首席研究员（PI）。

获得国家杰出青年科学基金、国家万人计划青年拔尖人才计划、教育部青年长江学者人才计划等支持。中国遗传学会青年委员会副主任委员、中国优生科学协会基因诊断学分会常务委员。2015 年获药明康德生命化学研究奖（杰出成就奖）。

张锋教授课题组一直致力于人类基因组拷贝数变异（CNV）等遗传变异及其导致出生缺陷、不孕不育等疾病的基础和转化研究。

97. 什么是隐睾下降固定术

隐睾在人群中的发病率并不低，男婴中 3%～5% 会出现。这是一个很容易被忽略的疾病：很多人错把男婴空荡荡的阴囊当做"蛋蛋"，忽略了"蛋蛋"并没有在它应该存在的地方。在发现"蛋蛋"不见了的时候，家长或者患者本人要做的第一件事就是找到医生，为"蛋蛋"找一个"新家"。婴儿隐睾有自行下降的可能性，出生后可暂时观察，不必急于手术治疗。但一般认为 5 岁以后下降的可能性不大。手术治疗主要是行睾丸下降固定术，双侧隐睾合并腹股沟疝及睾丸位于腹腔内者应提前手术，2～3 岁以前手术效果最好。隐睾患者常常合并有腹股沟疝，在同一个手术中，医生也会根据患者情况进行腹股沟疝的修补或结扎术。成年患者可能合并有无精子症，手术中也可以选择进行睾丸组织的活检，对后续治疗提供依据。手术后患者要在医生的指导下开始渐进饮食和适当活动，一般数日内即可出院。

对于隐睾，"早发现，早治疗"尤为重要，家有男宝的父母，一定要学会触诊睾丸，以期早发现隐睾现象，及时就医，寻求到专业人士指导或帮助。

（万　众　王　翔）

98. 克兰费尔特综合征还能治吗

克兰费尔特综合征，全名为克莱恩费尔特综合征（Klinefelter's 征），另一个病名叫做先天性睾丸发育不全。它属一种先天性疾病，是染色体异常引起的。正常男性染色体核型为 46,XY，女性为 46,XX，如果男性染色体核型中 X 增多，就会引起这种病，最常见的是 47,XXY，也有少数患者的核型是 48,XXXY 甚至 49,XXXXY。大约每 600 个新生男婴中就会有一个克兰费尔特综合征患儿。

克兰费尔特综合征的患者在青春期前没有明显异常。进入青春期后，会显露出一些病态，外观是男性特征，但睾丸小，阴茎可有一定程度的发育，但也较正常人小。其他第二性征也有不同程度的发育，有的有少许阴毛及胡须，喉结小或没有，发音尖。身材较高，骨骼较细，四肢相对较长，皮肤较白如女性，大约一半的患者乳腺呈"女性化"特征。多数克兰费尔特综合征的患者可以正常进行性生活。但是由于睾丸发育不全，患者的生精功能从青春期开始走向停滞，成年后表现为无精子症，进而导致男性不育症。这也是大部分该病患者就诊的原因。

克兰费尔特综合征的诊断依赖染色体核型检查，在科技飞速进步的今天，此项检查已经逐步简单化。然而，克兰费尔特综合征作为先天性的染色体疾病，它的治疗一直是一个世界性的难题。针对男性第二性征发育较差的患者，可以采用个体化的治疗方法，补充雄激素，或者给予绒毛膜促性腺激素，以维持男性体征；对于乳房外观有要求者，也可以行乳腺及乳腺内脂肪组织的切除术；而重中之重是对于无精子症的治疗：克兰费尔特综合征引起的无精子症曾是不治之症，早年的医生在克兰费尔特综合征诊断明确时，就可以推荐患者进行供精受精或者领养。

自 20 世纪 90 年代起，显微男科手术学开始发展，显微镜下睾丸取精术彻底改变了克兰费尔特综合征的治疗方案，发展到今天，通过手术可以在近半数的克兰费尔特综合征患者的睾丸中找到精子。国内在这一疾病的诊治能力已经处于世界前列。一旦发现这一疾病，切莫自暴自弃，找到有经验的医生，有能力的医院，勇敢地治疗吧！

（张　珮　万　众）

99. 精子需要能量吗

左卡尼汀是一种天然存在的类维生素物质，又被称为维生素 BT，在人体的能量代谢中发挥重要作用，过去人们更多的是在心脏疾病、维持性透析等方面应用左卡尼汀，而近十几年的国内外医疗实践表明，左卡尼汀已成为调节附睾功能、清除生殖道毒性物质的新药物，是提高精子活力的天然动力，是精子受精能力的保护神。

左卡尼汀在哺乳动物附睾组织中含量丰富，是精子在附睾中成熟和获得运动能力的重要物质。人体中左卡尼汀主要来自饮食和体内生物合成，其合成部位主要是肝脏、脑和肾脏。左卡尼汀分布于血液和组织中，以附睾中浓度最高，但附睾本身并不合成左卡尼汀。研究发现，当睾丸中精子进入附睾头部时并不能运动，其左卡尼汀含量也非常低或无法检测，当精子从附睾头部到尾部的移行过程中，精子开始具有运动能力，精子鞭毛运动的开始时间与附睾液中蓄积高浓度的游离左卡尼汀时间是平行的。在附睾管腔中，浓缩的左卡尼汀以主动转运方式通过精子质膜进入精子中，作为精子的能量贮备。从附睾头部至尾部，随着精子的逐渐成熟，在左卡尼汀的参与下，精子细胞膜上脂类的总含量逐渐减少，胆固醇、磷脂比率、饱和脂肪酸和不饱和脂肪酸比率明显升高，通过脂膜成分和结构的改变，使附睾成熟精子膜的流动性降低，稳定性增加，其结果是精子膜保持适当的流动性，这对精子功能尤其是对精卵结合十分重要。

（杨　菲）

性｜功｜能｜障｜碍｜篇

100. 男性性功能是越年轻越强吗

当我们目睹一个人成长的过程，就不禁叹服于造物的巧妙。人类共有两个生长发育的高峰：儿童时期和青春期。儿童时期的发育侧重点是智力——须知智力是人类凌驾于万物之上的法宝，智慧堪称人的第一生产力；而青春期的发育重点则集中在人的生殖能力：性征、性能力、性欲望等逐渐步入全面成熟，为即将到来的人生全盛时期做好准备。可见智力和生殖，大概是上帝造人时他最为看重的要素，一者负责当下的生存，一者负责今后的种群繁衍。

青壮年时期将是人体各种功能的巅峰时期：无论是体力、智力，还是敏捷性和记忆力等，都将在壮年达到最完美的平衡和功能上的顶点。此后在许多方面维持较高的水平并持续较长的时间。换言之，最佳状态的到来需要之前两个发育高峰期的积累，而机体的逐步衰退也并非一朝一夕之间急转直下的，对于性功能而言亦是如此。贸然宣布"越年轻越强"，未免对始终保持良好"竞技状态"的中青年男性们有失公允。毕竟，人类的性行为涉及生理、社会和心理的方方面面。在科学理论的武装下，老而弥坚何尝不可？

（李　铮）

101. 为什么说规律性生活有益健康

性爱是一种正常的生理与心理活动，完美的性爱可促进人体生殖系统的健康。和谐美满的性爱不仅能使男女双方在心理上获得快乐，行为上获得满足，更具有以下良性效应。

（1）健康和谐的性爱有利于巩固双方感情，使家庭和睦，使美满的婚姻历久弥新，富于惊人的魅力。

（2）改善人体内分泌，促进健康。性爱使人们的大脑活动变得异常活跃，增加肾上腺皮质激素的分泌量。肾上腺皮质激素的分泌增加，又会刺激人的大脑中灰白髓质的产生，使人的思维活跃，生活与工作效率更篇。

（3）提高睡眠质量，完美的性爱对睡眠有促进作用。心灵在愉悦之后得以放松，能够引起愉快的疲乏感，身心得到充分休息有利于健康。

（4）性爱使人们心情欢乐愉悦，保持轻松愉快的良好心态，能预防、减少情绪抑郁，增加自信心，加深双方相互理解，消除紧张情绪，缓和有害的紧张状态，促进感情融洽，抚平过去的精神创伤。

（5）性爱可以增加抗体水平，增加人体免疫力，延缓衰老而长寿。

（6）可使女性显得年轻，有美容效果。性爱过程中，全身肌肉都在运动，加速了血液循环，均衡了新陈代谢。

总之，适当的、有规律的健康性爱有利于疾病的康复。

（张涛亮）

—— **专家简介** ——
张涛亮

张涛亮，上海市闸北区中心医院泌尿外科副主任医师，擅长泌尿外科疾病的腹腔内手术、男性疾病的诊治。

102. 男性性功能障碍有哪几类

一说到性功能障碍，大多数人都会想到肾虚、阳痿、早泄、性冷淡这些耳熟能详的名词，但事实上，这只是冰山一角而已。性功能障碍是指不能进行正常的性行为，或在正常的性行为中不能获得满足。那么，男性性功能障碍有几种呢？让我们通过下文来了解一下吧！

（1）性欲低下：经常反复地出现对性刺激不感兴趣，缺乏积极的性冲动和激情，性情感的表达和性刺激的反应水平降低。如妻子温柔的语言、亲昵的抚摸及热情的亲吻等均不能激起丈夫的性兴奋，无任何性冲动和性刺激的反应。

（2）性厌恶：对性生活或性行为意识存在一种持续性的憎恶情绪。性厌恶是较少见的病态反应，一般发生在 40 岁以下的男性。表现为夫妻性生活时，丈夫对性交经常表现出异常的焦虑和极度厌恶，性厌恶不是真正的性功能障碍，而是一种心理变态。

（3）性欲亢进：这类患者的性欲特别强，性兴奋出现过多、过快、过剧烈。常常无休止地要求性交，性欲难以得到满足。

（4）勃起障碍：可分为以下 2 种。勃起功能障碍（ED）：即男子不能达到或保持足以完成性交的勃起；阴茎异常勃起：指阴茎持续勃起，并可产生疼痛。

（5）早泄：在性交时，很短时间内即发生射精，随后阴茎痿软，不能维持正常的性生活。

（6）不射精或逆行射精：阴茎能正常勃起并插入阴道，但不能完成射精和达到性高潮。或有射精的感觉，但精液逆流入膀胱，不从尿道流出。

（7）性交痛和射精痛：性交时出现阴茎疼痛，称为性交痛；性交时无疼痛，但达到性高潮而射精时阴茎、尿道、会阴或下腹部发生疼痛，称为射精痛。性交痛和射精痛不属于性功能障碍疾病，但因疼痛而中断性交，会产生精神恐惧，以后会逐步引起精神性性功能障碍。

通过上文的介绍，相信你已经知道男性性功能障碍有几种了吧！无论是以上的哪一种，都应该及时治疗，不要觉得难以启齿，看医生很害羞，有病就应该治疗。性功能障碍多数是由心理因素造成的，治疗时应先找出病因，再进行治疗，同时也应该保持乐观的心态。

（彭　煜）

— 专家简介 —

彭　煜

彭煜，上海中医药大学附属岳阳中西医结合医院泌尿外科主任，主任医师、教授。

擅长泌尿系统结石、泌尿系统肿瘤、前列腺疾病的手术和中医药结合治疗，以及慢性尿路感染、排尿功能障碍性疾病、不育症、性功能障碍等疾病的中西医结合治疗。

103. 服用哪些药物会增加患勃起功能障碍的风险

降压药是影响男性性功能最常见的药物。服用降压药的患者有 25% 患有勃起功能障碍，而且还可能出现射精障碍。比如利血平可使患者出现抑郁，进而影响患者的性要求或出现勃起困难；长期服用普萘洛尔（心得安），可因阻断 β 肾上腺素能神经活性而使阴茎海绵体血管收缩，血流减少，最终导致 ED。镇静药如地西泮有使肌肉松弛的作用，通过脊髓传出神经可致性欲减退和阳痿。还有不少抗抑郁药能抑制男性的勃起功能。像西咪替丁等抗溃疡药，会抑制男性和女性性欲，可致男女性冷淡和男性阳痿。利尿药使体内钾元素丢失，血钾浓度下降可使神经肌肉敏感性降低，血管平滑肌松弛，最终导致阴茎勃起功能障碍。

（彭　煜）

104. 为何说手淫对勃起功能是把"双刃剑"

手淫是正常的性生活方式之一，适当的手淫是在未找到性伴侣之前维持性系统正常的必需的刺激手段。我们在对一些老年后仍拥有较强性能力的男性调查表明，他们在年轻时都有较为正常频率的性活动（包括手淫）。手淫可以促进阴茎正常发育和治疗阴茎短小，现代科学已经证实，适度、正确的手淫确实有促进阴茎发育和增大阴茎的作用。但是，由于手淫不需要阴茎有满意的勃起就可以进行，如果习惯了阴茎勃起不全时进行手淫，正常的阴茎勃起系统就会习惯了这种性行为方式，出现勃起功能障碍，表现为在男女性交时不能有满意的勃起，从而不能插入阴道进行性交。而这又会加重患者的心理负担，进一步加重阳痿的症状。

（孙建明）

—— 专家简介 ——

孙建明

孙建明，上海中医药大学附属第七人民医院主任医师、研究生导师、上海中医药大学兼职教授。浦东新区中医药学会男性病专业委员会主任委员，中华中医药学会男科分会委员。2013 年担任上海市浦东新区传统中医临床示范学科中医不育症专科学科带头人。

105. 吸烟会对勃起功能造成损害吗

众所周知，吸烟对人身体健康有害，吸烟对性功能的影响日益引起人们的重视。一项对 116 名勃起功能障碍患者进行的病因调查，结果 108 名是瘾君子。我国某市医院调查了 440 名勃起功能障碍患者，结果"烟民"占 64%。有研究报道显示，30～40 岁男性吸烟人群发生勃起功能障碍的概率为 50%。那么，为何男性长期吸烟后，除了经常引起呼吸道和肺部疾病外，还会导致勃起功能障碍呢？目前认为吸烟导致勃起功能障碍的原因有以下几点。

（1）对大脑中枢神经的影响：长期吸烟能造成人体大脑神经中枢兴奋与抑制的不平衡，短期表现为短时兴奋效应，而长期可能表现为抑制效应。

（2）对外周神经的影响：长期吸烟会刺激人体交感神经产生过多的肾上腺素和去甲肾上腺素，从而使阴茎海绵体内的平滑肌收缩，使阴茎充血不足，最终造成勃起功能障碍。

（3）对局部阴茎血管的影响：烟草中的尼古丁、一氧化碳和焦油中的芦丁蛋白等有害物质可以使阴茎动脉发生粥样硬化，血液黏滞度增加，微循环障碍，造成血管腔的缩小和狭窄，使阴茎勃起困难。

（4）对人体内分泌的影响：长期吸烟最终会通过干扰人体正常内分泌调节，从而降低雄激素水平。雄激素是维持和保证男性性功能和性欲的关键激素，一旦雄激素下降到一定的水平，最终就使性欲降低。

（孙建明）

106. 为何阴茎经受不住"酒精考验"

调查发现，因长期滥饮酒类而酒精中毒者中，男性约有 40％ 的人出现勃起功能障碍。据报道，酒精中毒的男性若伴有明显的肝脏损害，发生勃起功能障碍的概率会更高。对那些已经因为滥用酒精而出现勃起功能障碍的男性，即使戒酒之后数月或数年，仍有 50％ 不能完全恢复正常的勃起功能。那么，阴茎经受不住"酒精考验"的原因到底是什么呢？科学研究发现，长期摄入大量酒类制品（主要成分为乙醇）影响勃起功能障碍的原因在于以下几点。

（1）乙醇对神经系统的影响：饮酒会短暂地兴奋一下大脑皮质"司令部"，但是很快会转入抑制状态。如果在这短暂的兴奋状态下匆忙性交，会过于激动、鲁莽与粗鲁，甚至失态，性能力容易发生偏差，也容易招惹配偶的责难，这往往为因精神心理状态不良造成的勃起功能障碍埋下祸根。倘若在由兴奋转为抑制后性交，由于控制性能力的神经系统处于抑制状态，勃起功能障碍的出现更在情理之中。

（2）乙醇对血管系统的影响：刚饮酒后，人会感到阵阵发热，面部泛起红晕，表明此时全身血液主要集中在脑部和皮肤血管，如果此时性交，会出现阴茎海绵体内血液供不应求，怎么能有良好勃起呢？当发热与脸部红晕消退后，大量血液会在内脏器官内淤积，人反而感到发冷，如此时性交，阴茎海绵体依然得不到理想的供血，所以会发生勃起功能障碍。

（3）乙醇对性激素代谢的影响：有资料表明，大量饮酒后血液中雄激素水平会下降。一方面是由于乙醇直接妨碍了睾丸产生睾酮；另一方面是由于在乙醇刺激下，肝脏会加快对睾酮的处理，许多睾酮被分解转变成其他物质。长期饮酒的人，难免会发生一定程度的酒精性肝硬化，对雌激素的处理能力会减弱，结果造成体内雌激素水平上升。睾酮的减少或雌激素的增多，都会造成勃起功能障碍。

（4）乙醇对体质状况的影响。长期饮酒或经常醉酒的人，会表现出消瘦、乏力、食欲不振，尤其乙醇成分刺激胃肠黏膜后，会严重妨碍消化功能，引起营养水平下降，于是整体体质每况愈下，性能力也会随之下降，如果出现勃起功能异常，也就不足为奇了。

（孙建明）

107. 心里"想不开"，阴茎是否也"消沉"

正常性交除了要求配偶双方有健全的生理功能（神经、血管、内分泌）之外，还要求心理上无异常。当一个男人心里有事"想不开"，阴茎的勃起往往也会受到很大影响，表现为不容易勃起，或者勃起不能持久，或者干脆无法勃起，一直"消沉"下去。一个男人心里有事"想不开"，阴茎出现勃起障碍有以下几大类情形。

（1）夫妻关系不协调：夫妻之间关系不够亲密、和睦，平时不交流、不忠贞，甚至相互厌恶，必然会导致性生活不正常。一方对另一方或双方都不密切配合，使得性生活的完整性被破坏，以致性交不能顺利进行。男方可能由于女方的不合作或厌恶而得不到应有的刺激，也可能因不能满足女方的性要求，从而对性行为产生内疚，也可造成勃起失败。

（2）性刺激不够充分：正常情况下男性依靠思维或幻想即可达到勃起的效果，而有些男性要求直接强烈的触摸阴茎才能激发勃起，如果在性交过程中得不到适当和充分的刺激，便产生不了足够的性兴奋使阴茎勃起。

（3）对性的不良感受：早期性体验对个体似乎起到异常重要的作用，对手淫史的负疚感、早期性行为受到嘲弄后的羞辱感，以及曾经体验过勃起失败的性经历，均属于不良性经验。这些不良性体验造成的心理创伤，使得男性即使在温馨的气氛中也不会主动勃起。由于性在我国一直是一个隐讳的话题，很多家庭从不谈及，并且在孩子的头脑中形成了"性"是一种不健康或是令人羞愧的事情。

还有些父母甚至公开对性欲持否定态度，这更导致了孩子否定的性观念。儿童在成长过程中所受到的家庭对性的态度，以及人与人之间的关系特别是家庭关系的干扰，均可能对以后的性活动带来不利影响。

（4）心理压力和焦虑的影响：引起勃起功能障碍的负面精神因素包括压力、焦虑和抑郁因素。在工作、社会、经济和家庭压力下，许多人会出现生理、情感的症状，对压力的易感性和个体差异决定其症状的轻重，当企图改善这些症状时，又可能增加新的压力。对疾病、怀孕、亲密行为、射精的恐惧是常见的焦虑原因，严重影响勃起启动和勃起的维持。抑郁引起心理性勃起功能障碍的机制纷繁复杂，焦虑和抑郁同时存在时，更易促发勃起失败，造成失望、抑郁和性回避的恶性循环。

（5）器质性勃起障碍的继发心理反应：性经历完全正常的人可能因外伤、疾病、药物、衰老而出现器质性勃起功能障碍，由此可以引起继发性心理异常。对于那些心理素质良好者，即使由于年龄、外伤、手术引起明显的性功能减退，但仍可获得性生活的部分满足感。而对于一些心理素质不佳者，唯恐自己的性无能被发现，尽量避免与异性约会和性接触，即使器质性勃起障碍的病因已经完全去除，仍然不能很好地走出既往的心理阴影，往往造成难以治愈的顽疾。

（李　铮　陈辉熔）

108. 前列腺炎是否该为勃起功能障碍"背黑锅"

前列腺炎的主要表现症状是尿频、尿急、尿不尽等。急性前列腺炎多与细菌感染有关，而慢性前列腺炎多是因人体自身免疫等非细菌感染因素相关。从前列腺炎的发病原因及机制上讲，前列腺炎本身不会影响睾丸的分泌功能，对阴茎的血管及神经造成损伤也很微弱，也就是说前列腺炎对阴茎的勃起功能无直接影响。但是前列腺炎的一些间接后果却可能带来勃起功能障碍。

细菌性前列腺炎在急性前列腺炎中常见，如果没有得到及时干预，细菌侵犯精囊及前列腺周围组织引起局部水肿、括约肌痉挛造成射精疼痛等可以间接引起勃起功能障碍。慢性前列腺炎由于病程较长，相关炎性物质分泌及前列腺炎本身症状（如睾丸、阴囊坠痛、小腹及会阴部不适）造成前列腺局部周围组织充血水肿，压迫局部神经血管，造成勃起功能障碍。抑或患者在性兴奋前列腺充血时可引起局部疼痛，最剧烈的疼痛常与性欲高潮同时发生或者射精后即刻发生，前列腺痉挛性、疼痛性收缩并导致直肠、睾丸和阴茎头处的疼痛，还易发生早泄，影响患者性兴趣，间接引起勃起功能障碍。

在部分前列腺炎患者中，由于对前列腺炎的认识不够，及慢性炎症的症状使患者会阴部、腰、阴茎、睾丸等处不适疼痛，以及尿道刺激征给患者造成心理上的压力，心情抑郁，担心自己的性功能，常认为自己失去了性生活的能力，日久可造成精神性性欲降低。炎症刺激时可出现早泄和射精痛，久而久之产生对性生活的心理畏惧，性生活次数减少，性欲下降。两者共同造成较大的精神心理压力，破坏性生活质量，从而使得夫妻之间的感情受到影响，间接造成男性性功能障碍。

（李　铮　陈辉熔）

109. 哪些手术可能会无辜伤害到阴茎的勃起功能

手术损伤到阴茎的勃起功能主要由以下机制造成阴茎的勃起功能损伤。

（1）神经性原因：一些手术中可能引起中枢或周围勃起功能相关神经受损，手术会引起患者术后性功能明显下降，如：全膀胱手术、前列腺癌根治术、前列腺电切术（尤其是前列腺尖部 5、7 点位附近），直肠癌根治术，腹会阴手术，腰椎等骨科手术及其他可能损伤盆腔血管神经丛的手术。

（2）血管性原因：包括任何可能导致阴茎海绵体动脉血流减少的手术损伤，如大的血管（介入）手术等，或有碍静脉回流闭合机制的一些盆腔及阴茎局部手术，有些手术损伤了阴茎白膜、阴茎海绵窦内平滑肌减少所致的阴茎静脉瘘等都会造成不同程度的阴茎勃起功能障碍。

（3）阴茎尿道本身疾病原因：如阴茎硬结症、阴茎弯曲畸形的手术、严重包茎和包皮过长等施行的相关包皮环切整形手术，还有如尿道成形术、治疗早泄的阴茎浅表神经阻滞术等。

（4）内分泌原因：某些手术术后造成患者体内内分泌激素，特别是雄激素等激素水平明显异常。间接引起勃起功能的手术有：脑部尤其是与下丘脑、垂体相关的手术如下丘脑、垂体肿瘤摘除术；另外可能引起睾丸损伤的相关手术如睾丸癌根治术、精索静脉结扎术、睾丸去势术等均会导致内分泌异常。

（郁　超）

—— 专家简介 ——

郁 超

郁超，上海中医药大学附属龙华医院泌尿外科副主任医师，医学博士，硕士生导师。国家注册二级心理咨询师，中华中医药学会生殖医学分会青年委员，上海市中医药学会男科专业委员会委员兼秘书。

擅长中西医结合方法治疗各类男性不育症、性功能障碍、前列腺疾病及泌尿系统结石、泌尿生殖系统肿瘤、炎症等。

110. 如何自我识别心理性和器质性勃起功能障碍

勃起功能障碍（ED）是指阴茎持续不能达到或维持足够的勃起以完成满意的性交。ED 的发病率随年龄而增高，55 岁以下为 7％，60 岁以上为 18.6％～75.0％。ED 分为原发性和继发性两类：从未能进行成功性交的患者为原发性，而原先性生活正常、后来出现勃起障碍为继发性。

ED 病因主要分为心理性和器质性两大类。器质性 ED 又包括神经性、血管性和内分泌性三类。以往普遍认为 86％～90％的 ED 是心理障碍，随着科学技术的进展，采用各种现代的先进技术，用科学的方法客观评价人类性功能，使器质性因素在 ED 病因诊断中越来越受到重视。人类的性活动是由神经、血管、内分泌等系统共同参与的复杂生理过程，往往是心理性与器质性因素相互作用、相互影响，所以全面系统地追究病因是成功治疗的关键。

以下线索可以帮助患者初步自我识别心理性、器质性 ED。

心理性 ED 往往有精神心理性诱因，包括近期突然遭受重大心理应激，或者长期处于负性不良生活事件中，如家人突然亡故、夫妻关系破裂、婚姻不和谐、人际关系问题、工作生活压力大等，患者常常精神心理状态不佳，伴有焦虑、抑郁和冲动攻击等情绪行为问题，也有部分心理性 ED 可能与幼年早期性创伤经历有关，或者继发于某些原发性的精神障碍，如精神分裂症、抑郁症和人格障碍等。心理性 ED 起病突发或间断性发生，非性交时如夜间、早晨、手淫等可有正常勃起，性欲与射精功能多无变化。

而器质性因素所致 ED，患者病史中可能有影响勃起的外伤或手术史；也可能会有影响勃起的各种疾病，包括神经系统疾病（多发性硬化、腰骶脊髓外伤或腰椎间盘突出症、额叶病变、脊柱裂、周围神经病变等）、心血管疾病（心绞痛、冠状动脉供血不全、心肌梗死、动脉瘤、高血压、高血脂等）、内分泌疾病(糖尿病、性腺功能低下、垂体病变、甲状腺功能亢进或低下、高催乳素血症等)、泌尿生殖系疾病(泌尿生殖系炎症、阴茎海绵体硬结、尿道下裂、尿道上裂等)，其他疾病(慢性肾功能衰竭、肝硬化、肝功能衰竭、肥胖)；也可能影响勃起的药物，如降压药、抗精神病药、抗抑郁药、西咪替丁、激素类药物等；未服用毒品，包括吸烟与酗酒比例低等。

（卞 茜）

—— 专家简介 ——

卞 茜

卞茜，上海交通大学医学院附属精神卫生中心主任医师，医学博士，硕士生导师。中国心理学会临床与咨询心理学专业委员会艺术治疗学组副主任委员、注册心理督导师，中华预防医学会精神卫生专业委员会委员。

主要研究方向为精神卫生政策法规、儿童青少年精神行为疾病的公共卫生预防和干预。

111. 如何探究阴茎"夜间勃起"的秘密

关于"阴茎夜间勃起"之说，是指人在夜间熟睡时阴茎自发勃起，大多数夜间阴茎勃起(NPT)伴有快速眼动睡眠期，其不受意识制约，正常男性都有这一情况。性能力好的男性每晚可有三次以上的夜间勃起，每次勃起20～40分钟，这是临床上鉴别是否有严重器质性勃起功能障碍的手段之一。

夜间勃起的机制目前尚不清楚，但一般认为是中枢神经系统将信息传递到骶部副交感神经，从而引起勃起。勃起的次数因年龄、体质、性功能状况的不同而有较大差别。一般地说，年轻男性每晚有七八次的勃起，理论上会明显高于日间。随着年龄的增长，勃起次数会逐渐减少。健康正常的老年男性，勃起次数为每晚两三次。

夜间阴茎勃起检测当前被广泛地应用于鉴别心理性与器质性的勃起功能障碍(ED)。夜间阴茎勃起测定记录仪可在患者睡眠状态下连续记录、定量分析患者在夜间自然睡眠环境下阴茎勃起的次数、持续时间、长度、周径与血容量的变化，并给出初步的鉴别结果，以协助明确患者勃起功能障碍的性质。

（王飞翔）

── 专家简介 ──

王飞翔

王飞翔，医学硕士，司法部司法鉴定科学技术研究所副主任法医师，上海市医学会男科专科分会青年委员，国际法医学会会员。

主攻方向为男性性功能检测及评估。擅长男性性功能障碍的实验室检测，尤其是夜间勃起功能监测及神经功能评估。参与起草《男性性功能障碍法医学鉴定》《人体损伤致残程度分级》标准。

112. 什么是阴茎海绵体注射

阴茎海绵体注射（ICI）是泌尿外科/男科常见的临床操作技术，20 世纪 80 年代即已用于男性勃起功能障碍的治疗。ICI 的目的是将药物注入阴茎海绵体腔内，诱导阴茎勃起以完成对疾病的诊断或治疗。

目前海绵体注射的药物多为各类血管活性药物，其主要作用机制是通过舒张海绵体平滑肌，使海绵体充血，获得勃起状态。目前在国内较常用的药物是罂粟碱、前列腺素 E_1 和酚妥拉明。上述药物可通过单独使用或混合使用来诱发勃起。混合使用可减少每种药物的剂量，增加有效率。

（汪祖林）

── 专家简介 ──

汪祖林

汪祖林，副主任医师，现任上海市第八人民医院（上海交通大学附属第六人民医院徐汇分院）泌尿外科主任。

主攻方向为前列腺疾病、泌尿系统结石及肿瘤、男科疾病诊治。对治疗前列腺增生、泌尿系统结石和肿瘤有丰富的临床经验，擅长经尿道前列腺等离子体双极电切术、输尿管软镜下激光碎石术等微创手术。

113. 哪些药物可以治疗勃起功能障碍

目前临床上治疗勃起功能障碍的药物很多，但都存在不同程度的副作用，同时给药方式上存在很大的差异，有些是侵袭性的。我们根据药物的作用机制和给药方式的不同,分为以下几种。

（1）PDE5I 类药物：其为磷酸二酯酶 V 型抑制剂,主要作用于局部和周围神经系统,通过抑制磷酸二酯酶 V 型,增强一氧化氮（NO）的作用,减少第二信使环磷鸟嘌呤核苷（cGMP）的降解而促进或增强勃起功能。目前已在临床上应用的药物有西地那非、伐地那非和他达那非,该类药物是目前临床治疗男性性功能障碍的一线药物。

（2）平滑肌松弛药：主要是硝酸盐和亚硝酸盐类药物,具有松弛血管平滑肌、扩张血管的作用,可通过皮肤表面给药。硝酸甘油适合治疗血管因素导致的勃起功能障碍。

（3）曲唑酮：是抗抑郁药中唯一具有促进阴茎勃起能力的药物。服用方法是前 5 天每晚 50 毫克,第 6～10 天增至每晚 100 毫克,最大剂量限制为每天 150 毫克,疗效观察期为 6 周,若口服至 3 周无效则停止用药。

（4）咖啡因：为中枢兴奋药,可以兴奋中枢神经系统和心脏,用以治疗男性勃起功能障碍。

（5）酚妥拉明：为 α_1 肾上腺素受体拮抗药,主要通过抑制人体内肾上腺素和去甲肾上腺素作用,导致海绵体血管平滑肌舒张,促进或增强勃起功能,通过口服或海绵体注射给药。

（6）阿波吗啡和阿扑吗啡：为多巴胺受体激动剂,主要作用于下丘脑的性活动中枢,启动和调节勃起功能。

（7）β 肾上腺素能兴奋药：研究发现,苯氯丙酸胺对重度吸烟引起的勃起功能障碍患者有良好效果,且副作用较少。

（8）士的宁：能选择性提高脊髓兴奋性,治疗剂量可使脊髓反射的应激性提高,缩短反射时间,利于神经冲动的传导,常与维生素 E、育亨宾等合用。

（9）醛糖还原酶抑制药：这类药物对糖尿病外周神经病变引起的勃起功能障碍有效,常用有阿米替林等。

（汪祖林）

114. 磷酸二酯酶 V 型抑制药的"硬道理"是什么

研究发现磷酸二酯酶 V 型抑制药（PDE5I）主要分布在阴茎海绵体平滑肌中,能够特异性降解阴茎海绵体平滑肌细胞内一氧化氮（NO）诱导下合成的第二信使 cGMP，使其浓度降低，阻止阴茎海绵体平滑肌的松弛，使阴茎保持疲软状态。在性刺激过程中阴茎海绵体内的 NO 释放增加，NO 能够激活鸟苷酸环化酶，导致 cGMP 水平增高，使得海绵体内平滑肌松弛，血液流入，产生勃起。

PDE5I 属于磷酸二酯酶抑制药（PDEs）多基因家族，能够抑制磷酸二酯酶的活性。PDE5I 通过阻断 PDE5 对 cGMP 降解而提高其浓度，促使海绵体平滑肌松弛，引起阴茎海绵体动脉扩张，海绵体窦膨胀而血液充盈，诱导阴茎勃起。由于性刺激促使阴茎海绵体神经末梢和内皮细胞释放 NO，促进 cGMP 的生物合成，因此口服 PDE5I 后，必须在足够性刺激下才会起效。PDE5I 包括西地那非、伐地那非和他达那非，是目前治疗 ED 的第一线药物。

（赵　炜）

115. 磷酸二酯酶Ⅴ型抑制药各有什么特点

西地那非、伐地那非、他达那非三种药物在临床上单次剂量依次为 50～100 毫克、10～20 毫克、10～20 毫克（因西地那非对 PDE5I 的抑制作用没有伐地那非和他达那非强）。

西地那非的吸收介于伐地那非和他达那非之间，达峰时间为 1 小时，半衰期在 3～5 小时，作用稳定、有效、安全，可以根据患者自身的需要来服用。伐地那非对 PDE5I 的抑制能力是西地那非的 10 倍，且其特点为达峰快（20 毫克 42 分钟）、作用迅速。他达那非起效慢，但因其半衰期长，有些患者在服用后 24h 仍有明显效果。不论勃起功能障碍程度如何，给予他达那非之后，有效时间均可长达 36 小时。西地那非对血管源性勃起功能障碍疗效最好，且对轻中度疗效佳。伐地那非对于糖尿病引起的勃起功能障碍及前列腺切除术后遗留的勃起功能障碍有明显改善作用。

三者不良反应类似，主要为头痛、面部潮红、消化不良等。他达那非由于特异性高，几乎不和磷酸二酯酶Ⅵ型（PDE6）反应，故引起视力障碍的发生率较小，但因其对磷酸二酯酶Ⅺ型（PDE11）的高选择性，易引起背痛、肌肉痛。

（赵　炜）

116. 长期规律服用磷酸二酯酶Ⅴ型抑制药有什么好处

临床研究证实，磷酸二酯酶Ⅴ型抑制药（PDE5I）不是服药后立即诱发勃起的,而是要在视觉和性刺激下才能引导阴茎勃起,适应证几乎包括所有勃起功能障碍。大量研究表明长期服用 PDE5I 不会产生耐药和失效,而且可以明显改善阴茎夜间阴茎勃起(NPT)(保护阴茎海绵体平滑肌细胞形态完整性的内源性机制,可使海绵体内血氧浓度增加)。有专家认为既然能改善 NPT,就有可能逆转和预防勃起功能障碍。如 2004 年美国泌尿外科学会(AUA)会议上报告:每晚服用 50 毫克"伟哥"(PDE5I),时间达一年,与间断服用"伟哥"和不用"伟哥"的对照研究结果表明:有 58.8% 的每晚服用者可以恢复正常的勃起功能,PSV(动脉收缩期最大血流率)升高,在停药 6 个月后仍能长期保持。而按需服用西地那非的 PSV 无改变,未用药者 PSV 则下降。

(赵　炜)

117.　磷酸二酯酶 V 型抑制药有哪些副作用

磷酸二酯酶 V 型抑制药(PDE5I)的不良反应主要表现在中枢神经、循环和视觉神经系统三方面。中枢神经系统常见有头痛、面颊部潮红、焦虑、消化不良、腹部不适、肌肉疼痛、骨骼疼痛、血尿;循环系统表现为心律失常、心肌梗死、心脏猝死、脑血管出血、高血压;视觉神经系统表现为对光敏感、视力模糊、复视、眼部肿胀、眼内压升高、视物蓝绿模糊,但多轻微且为一过性。

PDE5I 可扩张血管,增加硝酸酯类药的降压作用,正在使用硝酸甘油、硝酸山梨酯、硝普钠或其他有机硝酸盐药、降压药者禁用。当与细胞色素 P450 系统(CYP)3A4 强抑制剂如酮康唑、伊曲康唑、利托拉韦等联用时,应减量使用。当与红曲霉素合用时,伐地那非不超过 5 毫克。

(赵　炜)

118.　磷酸二酯酶 V 型抑制药能与降压药一起服用吗

磷酸二酯酶 V 型抑制药(PDE5I)具有轻度的血管扩张作用,能轻微降低血压(包括收缩压和舒张压),但对于多数患者,不会引起明显的临床症状。另有实验证实,心肌细胞内并不表达 PDE5 或仅表达极少量的 PDE5,而西地那非是 PDE5 的高选择性抑制药,所以理论上西地那非对血液动力学参数的影响很小。伐地那非的 PDE5 选择性远高于西地那非,由此决定了它对心血管系统的安全性更高。

因此，针对原先的观点认为服用降压药物的患者绝对禁忌同时再服用 PDE5I，现在认为：可以谨慎合用，不必作为绝对禁忌，但要慎重考虑到两类药物联合应用所导致的协同降压效应以及患者心血管系统的敏感性。长期服用降压药物的患者待服用降压药剂量稳定后，可以谨慎地从最小剂量开始合用 PDE5I，而对于已经定量服用 PDE5I 的患者，在合用降压药物时也要从最小剂量开始，需要严密观察和随访，以保证临床安全有效。

（谢　弘）

—— 专家简介 ——

谢　弘

谢弘，上海交通大学附属第六人民医院副主任医师、副教授、硕士生导师。上海市医学会男科专科分会委员，《中华临床医师杂志》编委。

擅长泌尿系统修复重建手术，尿道狭窄的组织工程的修复及男子性功能障碍和相关男科疾病的诊治。

119. 吃"伟哥"会上瘾吗

"伟哥"是枸橼酸西地那非片的俗称，商品名为"万艾可"。目前很多人对"伟哥"的认识存在偏差，认为服用"伟哥"后会产生成瘾性，认为是治标不治本，其实不然。

磷酸二酯酶 V 型抑制药（PDE5I）是目前治疗阴茎勃起功能障碍的一线治疗方案。使用 PDE5I 的勃起机制是在有性刺激的情况下使得阴茎海绵体平滑肌松弛，阴茎动脉及海绵窦间隙血流灌注量多于静脉流出量，达到改善勃起功能的作用。PDE5I 在人体内会被逐渐代谢，其作用效果是暂时的，只能维持一段时间，在药物被完全代谢后就失去作用了。

长期服用 PDE5I 后停药，不会使阴茎的勃起功能减退。相反，动物实验和临床研究均证实，长期服用 PDE5I 后可以改善勃起功能；海绵体充分充血可以改善海绵体平滑肌细胞的血供和氧供，抑制平滑肌细胞的萎缩，维持海绵体内肌肉与纤维的比例，抑制海绵体纤维化。有临床研究证实，长期服用后停药，绝大部分患者的勃起功能长期维持在更好的水平。

所以说，服用"伟哥"并不会产生成瘾性，反而对勃起功能有益。对于不严重的 ED 患者还会有治愈功能。因此，"伟哥"也可以标本兼治。

（汪祖林）

120. 真空负压如何"负压吸引"治疗勃起功能障碍

真空负压装置主要包括真空管、负压吸引器、压力收缩环三个主体部件，该装置通过机械性负压提高阴茎海绵体血流而诱发阴茎勃起，一个压力收缩环环扎在阴茎的根部通过阻断海绵体静脉血流来延长勃起维持的时间。

真空负压装置治疗勃起功能障碍目前一般作为二线疗法，对轻中度勃起功能障碍患者可能有效，对部分重度患者可能疗效欠佳。此外，对因外伤或手术引起的勃起功能障碍患者，真空负压装置可作为阴茎康复治疗的一种辅助手段。

随着国内外研究的深入，有学者发现长期规律应用负压吸引装置可改善阴茎血管血流剪切力，并提高阴茎海绵体内一氧化氮水平，进而改善海绵体血管功能。此外，还有研究表明，应用负压装置可改善前列腺癌术后阴茎长度，防止术后阴茎萎缩。

虽然此装置能够改善部分勃起功能障碍患者的勃起功能，但其缺点也不容忽视，主要包括皮下淤血、紫斑，阴茎温度降低、射精障碍以及操作麻烦等。

（黄燕平）

121. 冲击波"敲打"能否治疗勃起功能障碍

阴茎勃起依赖于海绵体的充血，而阴茎海绵体充血与阴茎血管组织结构和功能的健全密切相关，对于血管性 ED 患者而言，血管内皮细胞功能改善将可以有效改变勃起功能。研究证明，低强度体外冲击波疗法治疗勃起功能障碍可能是冲击波作用于阴茎海绵体，通过刺激阴茎新生血管形成、改善海绵体血流动力学及内皮功能来实现的。体外冲击波治疗具体方案为，每个疗程向不同部位（三个沿着阴茎轴分布，两个在阴茎根部）发射 300 次冲击波，治疗期共 9 周，其中 3 周治疗、无治疗间隔 3 周、再治疗 3 周。结果表明，经过治疗勃起功能得到改善，勃起的持续时间和阴茎硬度均有显著增加。

（戴继灿）

122. 男性勃起功能障碍为何要"夫妻同治"

勃起功能障碍(ED),会影响夫妻的性生活。看起来 ED 是男人的问题,但是正如完成一次美满的性生活需要双方来配合一样,ED 需要夫妻同治,这样效果才会更好。

有的患友说,宁可让老婆以为他有外遇,也不想让她知道是自己不行了。其实这种想法是错误的,ED 是男人的生殖健康预警,一般妻子较先注意到其微妙变化。而且 ED 的发生概率很高,如同心脏病、糖尿病一样,是一种生理疾病,不是一个见不得人的事情,与我们身体里其他器官一样,也会出现功能的衰退,出现功能衰退以后,首先要告诉你的妻子,得到妻子的支持,这样能让她理智对待你的疾病状况,既能充分重视,也不会过分夸大,让她能更加支持配合你的治疗,同时也使你的家庭更为和谐和睦。

同样在治疗时会遇到有的患者说药物无效,在详细咨询下发现,这些患者吃了药后就干等着。药物能有效帮助大部分男性患者的勃起能力以达到足够的硬度,但前提是需要有足够的性刺激才能实现。正所谓水帮鱼、鱼帮水,同享鱼水欢。需要男女互动,女性让男性感到兴奋而勃起,勃起的阴茎抽动时会让阴道紧缩与分泌增加,阴茎在阴道内会更加坚挺。因此,如果你偷偷地治疗而妻子不知道,你心里会很紧张,特别是用药后不知道到底这个药作用好不好,有什么效果,妻子对你的表现有什么看法,这样心里容易产生焦虑,故需要夫妻同治。

首先,妻子应主动分担责任,双方共同参与治疗,以减轻患者心理压力,更好、更快地康复;其次,夫妻生活中妻子应多给予丈夫正面的肯定,从而使丈夫放松焦虑、急躁或抑郁的情绪,以正确的心态来面对疾病。第三,在面对因疾病而产生的心理阴影时,妻子应鼓励并陪同丈夫到正规医院接受规范治疗,并主动与丈夫探讨解决问题的正确途径。

事实上,亲密、互励的夫妻关系有助于减轻患者心理压力,促进身心健康。临床医学也已证明,妻子对丈夫健康的了解以及对丈夫遭遇健康问题时的理解与支持,是丈夫克服障碍、恢复健康的关键因素之一。配偶的参与治疗,会对 ED 患者的康复起着举足轻重的作用。在这种情况下,如果对方对他是一个鼓励,还好一些,如果配偶不知情,完成的不太好,配偶在表情上面或者言语方面有什么看法表示出来,他的自尊心受到很大的打击,对他治疗的效果会产生很大的影响。反之如果配偶了解这个情况,一起配合治疗,来鼓励和支持他,效果是不一样的。

(尹　嵘)

尹　嵘

尹嵘，上海市黄浦区中心医院泌尿外科主任，副主任医师、副教授。上海市激光学会激光医学专业委员会学组委员，黄浦区优秀学科带头人（人才专项培养），卫生部"良性前列腺增生症健康管理黄浦区中心医院基站"负责人，"九院-黄浦"医疗联合体业务骨干。

擅长泌尿系统肿瘤、结石及前列腺增生的微创手术治疗，难治性前列腺炎的中西结合综合治疗，不孕不育等男科疾病的个体化治疗。

123. 勃起功能障碍如何进行手术治疗

对于药物、低能量冲击波及负压泵、海绵体内注射等一、二线治疗无效的重度 ED 患者，以及某些阴茎发育或形态上的畸形患者，手术治疗是最终的治疗方法。ED 的手术方法包括各种阴茎假体的植入、阴茎血管重建手术、阴茎畸形整复重建手术等。近年来认识到肥胖症和代谢综合征可导致 ED，代谢减重手术作为某些 ED 的病因治疗方法也得到了关注。

常用的阴茎假体包括半硬可屈式假体和可膨胀性假体，目前应用最多的是三件式可膨胀性阴茎假体（俗称"三件套"）。三件套由液压阀、液囊和圆柱体三部分组成。圆柱体放置于阴茎海绵体，液囊放置于耻骨后间隙做液源，液泵阀放置于阴囊内，让植入者可以用手自由调控阴茎的勃起与回落。

阴茎血管重建手术包括腹壁下动脉-海绵体吻合、腹壁下动脉-背动脉吻合、腹壁下动脉-背深静脉吻合，以及背深静脉、背浅静脉结扎术、双侧髂内静脉＋背深静脉结扎术等。

（尹　嵘）

124. 射精过快一定是早泄吗

早泄和射精过快是两个概念，射精过快是指射精发生在性交持续期内，但性交持续时间较短，而使性功能正常的妻子至少在 50％ 的性交机会中达不到性欲高潮。早泄是指性交时男子勃起的阴茎正当插入阴道或刚刚插入阴道便已泄精，继而阴茎痿软，不能完成性交。因此，早泄与射精过快不是一回事。

在对早泄的定义中，需要考虑以下三个方面因素。①阴道内射精潜伏期；②控制射精的能力；③由于射精引起的痛苦或人际交往困难。所以通常我们说的射精时间指的是阴道内的射精潜伏期，一般认为早泄患者，射精潜伏期不超过2分钟，但射精时间只是描述早泄的一个方面，不能仅仅以此作为诊断依据。从理论上分析，如果能够正常地控制射精，就没有早泄。因为可以将射精时间延长到决定射精的时刻。反之，如果对射精的控制不充分，在插入不久就射精，一般认为有早泄。如果对射精失去控制，但是插入后很久才射精，也不能诊断为早泄，除非早泄定义为对射精失去控制，而不考虑射精潜伏期的长短。因此，早泄应以两种标准予以定义，其一是客观标准，即射精潜伏期长短或阴茎插入次数。其二是主观标准，即射精控制能力、痛苦、性满意度或性伴之间关系。

从性交开始至出现射精时间快慢问题，各人每次性交射精时快慢也不尽相同。初婚第一次性交，或久别重逢后的夫妻第一次性交，容易发生射精过快，其原因有三。一是性功能尚未正常发挥的缘故，这里指的并非性功能有问题，而是指性功能发挥遇上性生活这种形式的转折点，初期阶段未必完全适应，神经、内分泌活动的各个环节还没有全部理顺，开始阶段便会出现射精过早的现象，以后逐步适应与习惯，也就恢复常态了。二是精液积聚的刺激，未婚男子由于生殖器官生产精液达到一定数量，要以遗精形式排出。新婚男子初次性交前，性器官内已经积聚相当数量的精液，可以产生一种饱胀刺激，恰逢性生活，就会迫不及待地过早排出。三是性兴奋过高的问题，由于恋爱、亲昵的婚前阶段，无论是大脑皮质中的"性活动司令部"或性器官，往往都处于高度性兴奋状态，这样势必造成射精中枢也处于性兴奋之中，对于性刺激的要求就降低，即降低了性刺激的阈值。同时，对于一个新婚的男子来说，初次以性生活形式接触女方，这种性刺激既来得忽然，又是十分强烈，发生射精较快是不足为怪的。

（尹　嵘）

125. 早泄的原因究竟是什么

早泄的原因较复杂，既有心理性和阴茎局部性因素，也与泌尿、内分泌及神经等系统疾病有关。主要有以下几方面的原因。

（1）精神因素：纵欲过度、色情过度、手淫过频、情绪紧张、激动引起皮质中枢性兴奋增强，脊髓射精中枢兴奋性也增高，引起早泄。有的人性交时提心吊胆，唯恐射精太早，引起妻子不满。有的人对性生活过分看重，期望过高，或者对有过的偶尔一两次早泄过分忧虑，可能加重心理负担，形成紧张、早泄、更紧张、继续早泄的恶性循环，而使早泄固定下来。如今生活节奏快，很多人处于来自各方面的压力中，再加之复杂的人际关系，导致人们生活没有规律，性生活的时候也不能完全投入，或者是在早泄的紧张、焦虑等等情况下，都会导致早泄。

（2）器质性病变：有些器质性病变易引起早泄，如尿道炎、前列腺炎、精囊炎、精阜炎等炎症的刺激，使射精中枢兴奋度降低，易引起早泄，或阴茎系带感应性增高，在性交时过分牵引亦可引起早泄。多发性硬化症、脊髓肿瘤、脑血管意外等都可反射性地影响脊髓中枢，引起早泄。

（3）局部刺激：阴茎包皮过长，内裤太紧对阴茎龟头刺激导致性兴奋，常发生早泄。

（4）除上之外，还有一些原因也会造成男性早泄。①经常看黄色影视书刊，使阴茎长期处于充血状态，感觉神经紧张。②身体素质的差异：早泄者阴茎海绵体肌的反射比非早泄者快。可能由于血中睾酮含量高，使射精中枢兴奋性增高，阈值下降，射精中枢轻易兴奋而过早射精。③长期或经常使神经中枢经常处于不自主兴奋状态，并形成身体惯性，是器质性早泄的重要影响因素。④夫妻感情不融洽，比如对妻子的猜疑、嫉妒或者过分的敬重，也会导致早泄。

（尹　嵘）

126. 挤压阴茎可以治疗早泄吗

挤捏法对于轻度早泄患者在一定程度上能减缓病情。当阴茎勃起，用示、中指放于冠状沟上面，拇指放在阴茎系带部位，当接近性高潮，感觉要射精时，用手压一压，使其软陷，又适度刺激它，反复试验，阴茎耐受性会加强。此法防治早泄的成功率可达 95% 以上，由女方具体操作，分三个阶段进行。

第一阶段：在无性交情况下进行。男方取仰卧姿势，女方坐于一侧。女方把拇指放在阴茎龟头系带部位，食指和中指放在阴茎另一侧，正好在冠状缘的上下方。捏挤压迫 4 秒钟，然后突然放松。不管男方是否有射精感觉，每几分钟捏挤一次。捏挤力的轻重与阴茎勃起程度成正比。充分勃起者用力捏挤，无勃起者用中等力量捏挤。这一阶段需要 4～5 天。

第二阶段：在性交情况下进行。取男下女上式，阴茎插入阴道前，女方用手捏挤阴茎 3～6 次，时间方法同上。阴茎插入阴道短时停留后，即拔出再次捏挤。

再插入直到快要射精时，男方提示女方停下捏挤。直至阴茎在阴道内可停留4～5分钟时，即可加快抽动摩擦速度，让其射精。此阶段约需 2 周时间。

第三阶段：为阴茎根部捏挤术。在性交中进行，取男上女下式。阴茎插入阴道后，女方一面间断捏挤阴茎根部，一面主动进行摩擦，直到阴茎可在阴道内停留 10～15 分钟射精为止。该阶段需 3～6 个月，疗效才能持久。

（彭　波）

—— 专家简介 ——

彭　波

彭波，同济大学附属第十人民医院泌尿外科主任医师、博士生导师。

中华医学会泌尿外科学分会男科学组委员、中国中西医结合学会泌尿外科专家委员会委员、上海市医学会男科专科分会委员、上海市激光学会委员、上海市医学会泌尿外科专科分会微创学组委员、上海市泌尿外科会诊中心专家，《中华临床医师杂志》《中华实验外科杂志》编委。

127. 抗抑郁药能用来治疗早泄吗

抗抑郁药确实可以用来改善早泄症状，是临床上治疗早泄的常用药物之一。早在 1970 年以前，医学界就发现了抗抑郁药对男性射精功能具有特殊作用。随后经过数十年的临床观察和流行病学研究，证实这类药确实具有延迟男性射精冲动的作用。时至今日，抗抑郁药仍成为临床治疗早泄的一线药物。

抗抑郁药之所以能治疗早泄，最主要的原因是其可抑制中枢神经突触间隙 5-羟色胺递质的再摄取，也就是常说的五羟色胺再摄取抑制剂（SSRIs）。5-羟色胺是一种重要的神经递质，其生理作用十分广泛，参与高级神经的调节（如情绪调节）和低级神经的调节（如射精功能调节）。只要能调节体内的 5-羟色胺水平，就能在一定程度上控制情绪和射精功能，因此抗抑郁药可以提高男性的射精控制能力。

不过，尽管抗抑郁药对早泄的治疗作用和安全性已经过临床验证，但仍不鼓励患者自行服药，应该寻求专业医生，获取指导用药意见，以减少或避免药物的副作用，毕竟大剂量的服用或/和不规律的应用抗抑郁药可能会出现严重的不良反应。

（彭　波）

128. "切除神经"治疗早泄靠谱吗

选择"切除神经"来治疗早泄要慎重，手术可能出现的后果是不仅对早泄无效，而且还可能出现阴茎局部皮肤感觉的缺失。目前对早泄的机理并不清楚，有研究认为，早泄在发病机制可能存在三种：阴茎神经感觉异常、脊髓神经反射异常、中枢神经递质失衡。目前主流观点更倾向于中枢神经递质失衡的说法，因此，目前早泄的治疗也是首选口服 5 -羟色胺再摄取抑制剂（SSRIs），通过提高中枢神经突触间隙 5 -羟色胺的水平，达到控制射精、延长射精时间的效果。阴茎感觉阈值低或者阴茎神经过于敏感可能并不是早泄的主要病因，因此通过"阴茎背神经切断"对多数早泄患者是无效的。临床观察也发现，大多数接受"阴茎背神经切断"手术的早泄患者，术后射精时间和射精控制力并没有明显改善。此外，多数经历"阴茎背神经切断"手术的早泄患者，会有阴茎局部感觉的缺失或异常。

综上所述，早泄的治疗在选择"切除神经"上要慎重加慎重，只有经过正规医院专业医生的严格条件筛查，严格控制手术适应证，才能考虑实施此种手术方式治疗。

（彭　波）

129. 不射精如何用药物治疗

不射精症是指患者可以保持正常的性欲和勃起功能，但由于不能射精而造成性交时间过度延长，以至于难以到达性高潮，甚至没有性高潮。不射精症一般可分为原发性和继发性两种，如在清醒状态下从未有过射精，称原发性不射精；如曾有在阴道内正常射精经历，以后因其他因素影响而不射精者称继发性不射精。不射精症的病因可分为功能性和器质性。如果是心理因素引起的不射精，首选是进行性心理治疗。如果是器质性病因导致，应先针对原发病因进行处理。无论是哪种因素引起的不射精症，治疗都比较困难。

口服药物治疗通常不推荐作为首选治疗方案，其疗效目前国际上尚存在争议。目前常用的药物如下。①麻黄碱：作用于 α、β 受体，兴奋中枢神经系统并促使肌肉张力增加，性交前 1 小时口服 50～60 毫克，有助于恢复射精功能；②育亨宾：有报道称其治疗不射精症的有效率为 59.1%，特别是对于心理性不射精者有效率达 64.3%，但此治疗效果仍存在诸多疑问；③新斯的明及左旋多巴：可能通过刺激下丘脑前叶多巴胺系统而激活射精相关；④中药治疗：对功能性不射精症也有较好疗效，有报道以黄芪、红参、菟丝子等组方的"通精汤"有显著效果。

（黄燕平）

130. 有不射精症就不能生育吗

性交时，患者的阴茎勃起能维持较长时间而不疲软，但不能达到性高潮，没有射精动作，也没有精液排出体外，这种情况称之为不射精症。

根据患者平时有无遗精和通过手淫刺激能否射精，可将不射精症分为功能性不射精和器质性不射精。功能性不射精症约占90％，患者性交时无精液排出体外，而平时手淫时可射精或非性生活时遗精。器质性不射精症在任何情况下都不排精，可以伴有与原发疾病相应的症状体征等。

无论是功能性还是器质性不射精症，都会影响到男性的自然生育。不射精患者通常睾丸的生精功能正常，体内一般可以产生精子，因此完全可以通过辅助生殖的方式来达到生育的目的，如采取睾丸或附睾穿刺的方式进行人工授精、试管婴儿。

总之，功能性不射精症可以先尝试进行治疗，治疗有效则有机会自然生育。对器质性不射精者，则可能需要通过辅助生殖的方式进行生育。

（黄燕平）

131. 逆行射精有哪些治疗方法

逆行射精是指阴茎能正常勃起，性交时有性高潮和射精的动作出现，但精液不是从尿道外口射出，而是逆向射入膀胱的一种病症。

据资料统计，少精子症的患者逆行射精的发病率为40.5％。逆行射精的病因包括先天性因素、药物（如抗高血压药、抗精神类药等）、尿道或膀胱手术、糖尿病自主神经病变等。逆行射精治疗效果欠佳，通常先采取教育、心理支持方式处理。常用的药物包括麻黄碱、伪麻黄碱、丙咪嗪及甲氧胺等。手术治疗通常是膀胱颈重建或膀胱颈旁吊带植入术。辅助生殖手段主要用于有生育要求的患者：收集手淫后的尿液离心。对难治性逆行射精患者的生育问题，可以在射精前予以膀胱内灌注无菌精子培养基，采集精液前可用盐酸伪麻黄碱、枸橼酸钾、小苏打等碱化尿液，以提高精子质量。

（黄燕平）

整|形|篇

132. 包皮过长一定要手术吗

包皮过长是指阴茎皮肤包裹阴茎头，使阴茎头不能完全外露，但将包皮上翻时可露出尿道口及阴茎头，称为包皮过长。当阴茎勃起后，阴茎头不能完全外露，称为真性包皮过长；当阴茎头在阴茎疲软状态下没有自然外露，而在充分勃起时阴茎头可完全外露时，则称为假性包皮过长。包皮过长是儿童的正常现象，并非病理性。儿童在 11～15 岁时，约有 2/3 的包皮可完全外翻，一般不需要手术。

包皮过长容易使包皮垢积聚在包皮内，诱发包皮阴茎头炎，如果没有及时治疗，可引起包皮和阴茎头的溃疡或结石形成，而且炎症还可能沿生殖道上行感染，引起前列腺、精囊以及附睾等的炎症；此外，包皮过长且外口狭窄的男性还容易引起包皮嵌顿。因此，如果包皮过长合并反复发作的包皮阴茎头炎，建议尽早手术治疗；若包皮口存在纤维性狭窄环，也建议尽早进行手术。有研究提示，包皮环切术可能降低病毒性性传播疾病如艾滋病病毒（HIV）、人单纯疱疹病毒Ⅱ型（HSV-Ⅱ）、人乳头瘤病毒（HPV）等的感染机会，并可能减少女性配偶阴道炎等妇科感染性疾病的发生。因此，从维护两性生殖健康的角度考虑，青少年包皮过长的手术治疗具有一定的积极意义。

（朱英坚）

—— 专家简介 ——

朱英坚

朱英坚，上海交通大学医学院附属新华医院泌尿外科主任医师，医学博士，博士生导师。

主攻泌尿系肿瘤和结石、男性性功能障碍诊治，青少年男性健康指导。擅长各种腹腔镜、输尿管镜和显微镜手术。

133. 什么叫"包茎"

包茎指包皮口狭小，包皮不能上翻外露阴茎头，分为先天性和后天性两种。先天性包茎几乎见于每一个正常新生儿和婴幼儿。男孩出生时包皮与阴茎头之间有粘连，数月后粘连逐渐吸收消失，包皮与阴茎头分离。至 3～4 岁，由于阴茎和阴茎头生长，包皮可自行向上退缩，外翻包皮可显露龟头，90％的包茎可逐渐自愈。至 17 岁时，有包茎者不足 1％。先天性包茎由于是一种生理现象，也被称为"生理性包茎"。后天性包茎多继发于包皮阴茎头炎和包皮阴茎头损伤。包皮口的反复感染，可形成瘢痕并失去弹性和扩张能力。

包茎患者可出现排尿困难，尿线变细，包皮膨出；更容易诱发感染，并可能造成青春期习惯性手淫，影响阴茎的生长发育。包茎的治疗，对于婴幼儿期的先天性包茎，如果没有明显的排尿困难、包皮感染等症状，大多数不必治疗。对于有症状的患儿，可尝试包皮口扩张或气囊扩张治疗，大多数随年龄增长可治愈。如果明确包皮口有狭窄环或反复发作局部炎症，建议尽早手术治疗。对于后天性包茎患者，明确建议手术治疗。

（朱英坚）

134. 有包茎的小孩子，其阴茎一定长不大吗

包茎可分为假性包茎和真性包茎。假性包茎是指在勃起状态下可以暴露龟头，严格意义上属于包皮过长，而真性包茎是指在任何状态下都不能暴露龟头。临床上所指的包茎一般都指真性包茎。出生至 3 岁以内的婴幼儿，龟头与包皮内板之间有粘连，故称为生理性包茎，一般随着阴茎的发育和勃起，可自然消失，不用特殊处理，一般与成年后的阴茎发育无关。3 岁以后仍然无法外翻，称为真性包茎，如果没有及时处理，可能会出现排尿困难，包皮、龟头感染炎症等不良反应，影响阴茎发育。对于真性包茎，建议尽早去医院就诊，行包皮环切手术。

（黄建华）

—— 专家简介 ——

黄建华

黄建华，同济大学附属第十人民医院泌尿外科副主任医师、医学博士。上海

市医学会男科专科分会青年委员。主攻前列腺及膀胱恶性肿瘤的诊断与治疗、前列腺增生的微创治疗等。

135. 包皮粘连和包茎是一回事吗

包皮粘连指的是包皮与阴茎头粘连使包皮不能上翻。包茎是指因包皮口狭窄或包皮粘连导致包皮不能上翻，不能露出尿道口和阴茎头。所以包皮粘连可以是包茎的一个原因，但与包茎并非一个概念。包茎可以仅仅是环口狭窄，也可以同时有包皮龟头粘连；而包皮龟头粘连则一定是包茎。

新生儿出生时多半是包茎，且伴有龟头及包皮的粘连，一部分小儿在逐渐生长过程中，包皮和龟头的粘连会逐渐自动松开，包皮环口如果足够松弛，包皮也会在发育期逐渐上褪。但是会有近三分之一的儿童没有自行上翻，最终形成包皮过长或者更为严重的包茎。

无论是包皮粘连还是包茎，都是包皮龟头感染发炎和小儿阴茎发育受限的罪魁祸首之一，需要早期处理。

（徐　罡）

—— 专家简介 ——

徐　罡

徐罡，上海沃德医疗中心泌尿外科副主任医师，博士。擅长泌尿外科各类常见疾病的诊治（泌尿系统肿瘤、结石等），特别是男科疾病如前列腺疾病、阴茎包皮疾病、精索静脉曲张、性功能障碍及男性不育等的诊治。

136. 龟头冠状沟上的小颗粒是什么

许多包皮较长的男性会发现，在龟头靠近冠状沟处有一圈密密麻麻的小疹子，虽然不痛不痒，但是患者往往非常紧张，以为是性病尖锐湿疣。其实这一圈疹子称之为阴茎珍珠状丘疹，它并非一种疾病。

典型表现为单个直径 1～3 毫米的偏白色、肉色或淡红色半透明小丘疹，形似小珍珠。可以是几个，也可呈丝绒状或尖锐毛状。皮疹之间互不融合，沿龟头后缘冠状沟排列一行或数行，可部分或全部环绕龟头。

关于珍珠状丘疹的病因还不明确，不过包皮过长者发生率往往比较高。这个可能与患者包皮长导致的局部卫生状况差、包皮垢的长期刺激等炎性反应有关。因为阴茎珍珠状丘疹没有传染性，也没有其他不适症状，有的人持续一定时间后可消退，有的人可持续数十年无变化。并不需要特别处理，需要注意包皮和龟头的卫生，保持清洁干燥。

（徐　罡）

137. 阴茎多长算正常

阴茎大小一直是男子十分关心的问题，也是青春期男性常见的困扰，有人会因为阴茎短小而不敢去公共浴室洗澡，少数人甚至产生极大的负面情绪。因此，有必要对阴茎的大小进行说明。阴茎长度可用自然长度及勃起长度描述，自然长度一般是指在阴茎疲软状态下，从阴茎头前端至耻骨联合的距离，勃起长度是指在阴茎充分勃起后，下压阴茎，使其与大腿呈 90 度，测量阴茎头前端至耻骨联合的距离。史成礼曾报道，中国健康男青年的阴茎自然长度平均为 8.375 厘米，范围 4～14.5 厘米，勃起长度平均为 12 厘米，范围 9～16 厘米。吴伟成等报道，阴茎平均长度 7.43±1.04 厘米，勃起长度 13.08±1.09 厘米。阴茎长度与身高、体重、睾丸大小呈正相关，但过胖或过瘦都可能影响阴茎发育，包茎也可影响阴茎发育。阴茎越小，勃起后增大的比率、阴茎长度的增加尤其明显。

综上所述，阴茎长度可受年龄、发育、民族、地区、身体状况等多种因素影响。从实用看，只要它的勃起长度足以插入阴道并完成阴道内射精，满足生殖与性交，即可认为正常。

（张忠云）

—— 专家简介 ——

张忠云

张忠云，医学博士，复旦大学附属华东医院泌尿外科副主任医师。学术研究方向为男科、尿动力学及排尿功能障碍诊治。

138. 传统手术和包皮环切器械哪个更好

包皮手术传统的有包皮环切术（背侧切开包皮环切术），包皮环切器械主要有包皮环套和包皮环切缝合器等。传统包皮环切术可处理成人和小儿各种包皮过长和包茎，或者合并有各种特殊情况的病例，如合并尖锐湿疣、包皮龟头严重粘连等，且价格便宜；但手术时间相对较长，术后出血或水肿更为常见，可能出现切缘不整、线结反应等。包皮环套术，手术时间短，操作简单，出血少，切面整齐，但多用于小儿或青春期前患者，一般认为比传统包皮环切有优势。对于成人包皮手术，环套术存在愈合时间延长、伤口易外露等缺点，笔者认为，传统包皮环切较环套术更为稳妥。一次性包皮环切缝合器是近年发展起来的术式，应用于成人，具有手术时间短、出血少、较美观等优点，但是价格较传统手术贵，对于包皮龟头严重粘连、包皮系带过短等患者并不适用。

对于手术方式的选择，可根据患者实际情况及临床医师两方面进行综合考虑，最新、费用最贵的手术并不一定是最合适的。

（张忠云）

139. 包皮系带处疼痛或出血怎么办

系带撕裂，是包皮外伤最常见的一种形式，多发生在性生活中，主要原因在于阴茎正下方的包皮系带偏短，或者附着于阴茎头的位置偏高，在性生活中如果过于激烈，系带受力较大，就会发生撕裂。由于系带处包皮小血管丰富，撕裂后出血也较明显，一旦发生，不仅扫兴，同时出血量也会较大。

如果出现系带撕裂，可以在第一时间用清洁的纱布按压撕裂部位，如果撕裂范围较小、出血不多，一般按压多可止血。但有时系带撕裂后出血较多，尤其是有小动脉损伤时，按压可能无法止血，这时需要去医院泌尿外科就诊，泌尿外科医生会将撕裂处重新缝合。这种缝合，并不是传统意义上将撕裂的系带两侧断端重新连起来，而是将撕开的裂伤沿阴茎长轴纵形缝合，这样既可缝合止血，也可起到延长系带的作用，避免类似情况的再次发生。

（温晓飞）

—— 专家简介 ——

温晓飞

温晓飞，同济大学附属东方医院泌尿外科主任，医学博士，硕士生导师，副主任医师。擅长泌尿外科微创腔镜手术及泌尿系肿瘤的综合治疗。

140. 尿道下裂都需要手术吗

尿道下裂由尿道和阴茎腹侧组织发育不良造成,表现为尿道口位于正常尿道口与会阴部之间,多数合并阴茎下弯,根据阴茎下弯矫正后尿道口的位置可分为:前端型(阴茎头型,冠状沟型及冠状沟下型);中间型(阴茎体远段型,阴茎体中段型,阴茎体近段型);后端型(阴茎阴囊型,阴囊型,会阴型)。

并不是所有的尿道下裂均需要手术治疗的,尿道下裂手术治疗需明确手术的主要目的是修复阴茎功能还是矫正阴茎外观。以修复阴茎功能为主要目的,手术指征为:尿道口开口于龟头近端;尿线偏向腹侧;尿道口狭窄;阴茎弯曲。以矫治阴茎外观,减少患儿心理影响为主要目的,手术指征为:不正常的尿道开口;龟头分裂;阴茎扭转;帽状包皮堆积;阴茎阴囊倒置;阴囊分裂。

总之,手术治疗的总体目标是:阴茎下弯完全矫正,尿道口开口于龟头尖,能站立排尿,成年后能进行正常性生活,尽量做到阴茎外形满意,接近正常男性外生殖器外观。

(宋　旭)

—— 专家简介 ——

宋　旭

宋旭,上海中医药大学附属第七人民医院泌尿外科主任,主任医师,教授。

擅长前列腺疾病、泌尿系统结石和肿瘤的微创手术治疗,对尿道下裂、隐匿性阴茎的手术修复有较好的疗效。

141. 尿道下裂整复手术几岁做合适

首次尿道下裂修复手术的年龄建议为 6～18 月,近期也有 4～6 月进行手术的报道。

首先尿道下裂易使患儿的自尊心遭受打击而养成自卑感及害羞的人格,影响心理健康;其次尿道下裂多数合并阴茎下弯,部分专家认为随着年龄增长,阴茎腹侧弯曲程度越大,若在适当的年龄以前不矫正,则会引起痛性勃起,海绵体腹侧的血流空间存在潜在萎缩的可能,使痛性勃起变得更复杂。

术后阴茎勃起会影响伤口的愈合,部分专家主张手术前数天及手术后宜给予适量的女性激素予以抑制勃起，但对于十几岁的小孩或年轻成人即使给予大量女性激素，作用亦不显著，因此最好所有的矫治手术均在小孩入学前完成。

对于阴茎过小者或多次手术患儿，建议激素治疗 3 月后再行手术。术后建议随访至青春期，对于尿流变细的患儿需随访至成年。

尿道下裂手术患儿，在成年后或青春期均有对阴茎尺寸不满意的情况，但其功能与正常对照组无差异。同时，手术越晚完成，患儿心理受到的影响越大。

（宋　旭）

142. 尿道整复术后再次漏尿怎么办

尿道整复手术后再次漏尿应观察漏出部位及周围解剖结构有无异常、漏出尿液量，是否合并与周围脏器相通的瘘，比如尿道直肠瘘、尿道阴道瘘、尿道皮肤瘘等。

漏尿部位多见于整复尿道的吻合口位置，多由于整复部位张力过大或伤口感染造成。如果是表浅部位的瘘口且较小，漏出量少，可给予尿液引流，漏尿部位的伤口换药以促进瘘口愈合；若瘘口位置深且较大，漏出量多，在适当引流及清创换药等对症处理后如果仍无法愈合，则需考虑再次手术修补瘘口或尿道整复。

（金重睿）

—— 专家简介 ——

金重睿

金重睿，上海交通大学附属第六人民医院泌尿外科副主任医师。上海市医学会男科专科分会男科整形学组委员，上海市生殖健康产业协会性医学专业委员会青年委员。

擅长尿道疾病的修复重建手术及康复治疗，前列腺疾病、泌尿系结石的诊治。

143. 尿道手术后排尿越来越细是什么问题

尿道手术后尿线变细应考虑手术及拔管的时间影响，如手术及拔管时间较短,需考虑尿道手术区域的炎性水肿导致,给予抗炎对症处理后能够改善;有部分病例因结石原因导致尿道梗阻也应引起重视。而对于手术后及拔管时间较长的患者尿线逐渐变细,首先考虑手术区域的尿道管腔再次产生病变,手术后局部瘢痕形成导致尿道管腔的再狭窄,而使排尿变细、排尿梗阻、排尿费力甚至无法排尿。

应尽早给予相关的尿道检查,如尿流率检查可以了解尿流情况,尿道造影、尿道超声、尿道 CT 造影等影像学检查及尿道镜可了解手术部位及整个尿道情况,必要时进行尿道扩张及进一步手术治疗。

(金重睿)

144. 阴茎没了可以再造吗

可以再造。阴茎再造术已有 70 多年历史,经过多年的发展,现在完整的阴茎再造包括再造阴茎体、尿道和支撑体,及感觉神经的重建,目前的技术可以在一次手术中完成。手术方法主要有皮管再造阴茎、带蒂皮瓣再造阴茎、游离皮瓣再造阴茎、程氏阴茎再造术和复合游离皮瓣再造阴茎等多种方法。

现在用得较多的是程氏阴茎再造术,该手术方法在 1997 年美国整形外科杂志发表,并被命名为"程氏阴茎再造术"。这种方法能达到最好的外形、最好的感觉和功能。手术使用患者前臂内侧的皮肤,卷曲成阴茎体,并使用肋软骨作为支撑体,再通过尿道重建,血管、神经的吻合。患者术后可以完成性生活,并有较多患者术后自然受孕。

但对于肥胖患者,前臂的皮下脂肪较为肥厚的话,将直接影响手术效果,也有患者术后出现脂肪增生,变成巨大阴茎。

(王鸿祥)

145. 婴幼儿隐睾什么时候手术最佳

隐睾是小儿泌尿生殖系最常见先天畸形之一,新生儿发病率为 $1.0\%\sim4.6\%$,早产儿中发生率可达 45%。延迟治疗或不治疗将导致生育力低下和成年后睾丸癌的高发生率。

在新生儿时期发现隐睾,应该定期观察睾丸是否降至阴囊内,如果至 6 个月时睾丸还未降至阴囊内,则自行下降的机会已很小,应考虑激素或手术治疗。研究发现，超过 12 个月未下降的睾丸中生殖细胞和支持细胞逐渐消失。

因此，最佳的手术治疗时机是 6～12 个月，最迟不能超过 18 个月，早期的睾丸下降固定手术后睾丸仍有生长的可能，而超过 18 个月手术，睾丸恢复的可能性很小。隐睾患者年龄越大，睾丸在异常位置时间越长，对睾丸的生长发育及生精功能的影响越严重，将来不育和睾丸恶变率也明显增高。

（张　明）

146. 隐睾恶变会有哪些表现

隐睾是睾丸肿瘤独立的危险因素，隐睾者睾丸癌的发生率是正常睾丸的 20～40 倍。双侧隐睾的癌变机会大于单侧隐睾，有研究发现单侧隐睾恶变率约为 2.4％，而双侧隐睾恶变率为 9.3％， 双侧腹腔内睾丸恶变发生率高达 30％。睾丸肿瘤中，生殖细胞肿瘤占 90％～95％，隐睾发生恶变者精原细胞瘤的发生概率最高。隐睾恶变的原因目前尚未完全明确，一般认为与隐睾区温度高、生殖细胞分化异常、循环异常、内分泌失调等因素有关。隐睾下降固定术后的睾丸仍有发生恶变的可能性。

因为隐睾位置不同，隐睾发生恶变临床表现也不同。常表现为隐睾区逐渐增大的硬质包块，常不伴有疼痛。如腹股沟区或阴囊内的肿块，阴囊坠胀不适等。而位于腹腔内的隐睾发生恶变，可表现为腹部包块，腹痛、腹胀等不适。如有隐睾的患者，发现上述异常情况，需要马上到医院泌尿外科、男科就诊，做 B 超检查，同时需要检查血液肿瘤标志物，如 AFP、βHCG、LDH 等。增强 CT、MRI 等检查可以帮助肿瘤临床分期等。

隐睾恶变的治疗一般以手术为主，根据病理和临床分期辅以放疗和化疗。因此，医生建议有隐睾病史的患者定期进行自我检查，定期到门诊做 B 超等检查，及早发现睾丸的异常情况。

（张　明）

147. 隐睾手术有哪几种

常用隐睾手术包括以下几种。

（1）开放手术——睾丸下降固定术：最为常用的手术方式，如可触及患者隐睾且有足够长度的精索血管，推荐行睾丸下降固定术，如有鞘突未闭者需高位结扎鞘突。

如果精索血管非常短，无法将睾丸无张力地固定在阴囊内，则行福勒-斯蒂芬斯手术（Fowler-Stephens 手术）。这项手术可以一期完成，精索血管高位截断，将睾丸放入阴囊；也可以分两期完成：第一次手术只是切断精索血管，理论上让睾丸在腹腔内有时间建立较好的侧支循环，3～6 个月后再将睾丸移至阴囊内适当位置。对于是一期手术优于两期手术，还是两种方法相似，目前的文献还不能给出有效评价。

（2）腹腔镜手术：对于所有不可触及睾丸或可疑间性的诊断可应用腹腔镜探查。腹腔镜也可以治疗腹股沟型隐睾，弥补了开放术式破坏腹股沟管解剖完整性、腹膜后高位松解困难等缺陷。

（3）自体睾丸移植：适用于高位隐睾。结扎睾丸血管，将睾丸游离移入阴囊，吻合睾丸血管与腹壁下动脉。研究报道成功率为 80％～95％。这不是广泛采用的方式，需要高度手术经验和技巧，不推荐作为常规手术方式。

（4）隐睾切除术：如发现睾丸体积较小并已经萎缩，或者疑似有恶变存在，则可以行隐睾切除手术。

（文　伟）

148. 隐睾术后多长时间检查一次

一般手术以后常规 2 周、3 月、6 月复诊，评估手术效果。对于隐睾发育尚可，在出生 6～18 个月内及时完成手术治疗的，术后手术效果满意，就不再需要定期复诊，以免增加患者和家属不必要的心理负担。

对于隐睾发育不良，尤其是双侧隐睾，或者合并其他生殖内分泌疾病，术后需要在进入青春期前开始密切随访，及时跟踪处理发育问题，建议成年以后检测生育力和性功能。

对于青春期以后下降的隐睾，或者高位未降的隐睾，进入青春期以后每年复查超声，并且患者应当经常自我体检。如果睾丸短期内出现无痛性增大，应当及时就医，以除外隐睾恶变。

有一种"假性隐睾"——回缩性睾丸，这在青春期前 3～10 岁的孩子中较常见，不需要手术，可以观察到青春期，因为大部分的睾丸会自动降下来。

（刘毅东）

149. 勃起后阴茎不直怎么办

如果发现阴茎勃起后不是直的，你可能存在阴茎弯曲。阴茎弯曲可分为生理性弯曲和病理性弯曲。在男科门诊的咨询中，为阴茎弯曲而苦恼的男性并不少见。

其实，他们中大多数人属于生理性弯曲，而非病理性弯曲。阴茎勃起后略微有点弯曲或扭转属正常范围，不会影响阴茎的正常性交，可能是自身手淫习惯、紧身裤或者长期习惯性侧卧引起的一侧偏斜，不必过于忧虑。

如果是病理性弯曲，则需要排除是否存在先天性尿道下裂、包皮系带过短、海绵体硬结症、尿道海绵体发育异常、阴茎白膜发育异常及阴茎外伤等因素，这些因素通常可导致阴茎腹曲、背曲或侧曲。如果是生理性弯曲，不影响正常的性生活，没必要做特殊处理，积极处理反而会导致一些不必要的危害。病理性的阴茎弯曲首先要找到引起弯曲的病因，针对原发病因进行处理，再同期或改期行阴茎矫直术。

因此，如果发现阴茎勃起后不直，应该先咨询专科医生，区分生理性弯曲还是病理性弯曲，再选择是否积极处理。

（黄燕平）

150. 阴茎内有硬结怎么办

如果发现阴茎内有硬结，你很可能罹患阴茎硬结症。阴茎硬结症亦称阴茎纤维性海绵体炎（Peyronie 病），1743 年佩罗尼（Peyronie）首先报道而得名，是指阴茎海绵体白膜的纤维化病变，使阴茎背侧或外侧出现单个或数个斑块或硬结，其病因目前并不清楚。既往认为硬结可能与阴茎损伤和炎症有关，但近年来有研究提示此病与自身免疫反应有关。

阴茎硬结症多见于成年人，因斑块可引起阴茎勃起疼痛及弯曲畸形而导致性生活困难。此病进展缓慢，一般认为无恶变倾向。阴茎硬结症尚缺乏满意的治疗方法，治疗一般分保守治疗和手术治疗。保守治疗的方法包括口服药物（维生素 E、对氨基苯甲酸、秋水仙碱等）、局部注射药物（激素、维拉帕米、胶原酶等）、物理治疗（体外冲击波、X 线照射、超短波透热等）。如果保守治疗无效，或者导致阴茎勃起畸形明显，可手术切除硬结，缺损处移植皮肤腱膜、鞘膜、静脉壁、肠黏膜或生物补片等，使阴茎变直。因此，如果阴茎内有硬结，不影响性交、阴茎不弯曲、无疼痛，可以暂时先观察。如果已影响到正常生活，应该及时寻求专科医生帮助，制定治疗方案。

（黄燕平）

151. 阴茎假体植入术后可以射精吗

阴茎假体植入术中，阴茎支撑体放置在阴茎海绵体内，手术中整个精道并没有受到任何损伤。一般地说，只要患者术前精道通畅，射精反射弧中各神经及射精中枢无异常的情况下，术后患者均可以获得性高潮，并完成正常的射精。

某些阳痿患者，术前即存在射精中枢或者射精反射弧中感觉及运动神经受损的情况，术后可能出现无法射精的情况。例如，某些糖尿病引起的外周神经病变而致的器质性阳痿，假体植入术后即可能出现无法射精；射精中枢（大脑、下丘脑及腰骶部脊柱）手术、外伤后，即使进行假体植入手术，射精功能也不会恢复；盆腔及后腹膜手术后，由于交感神经或者阴部神经的损伤，往往做过假体植入术的患者也不能射精；前列腺或者膀胱根治性切除术中，由于前列腺及精囊一并切除，因此即使完成了阴茎假体植入术也无法恢复射精功能。

综上，阴茎假体植入术后是否可以射精是由患者的原发疾病决定的，不能一概而论。

（刘　炜）

152. 阴茎假体种类有哪些

阴茎假体有三种：硬性、半硬性和可充胀性假体。硬性与半硬性假体呈圆柱状，手术植入阴茎海绵体内，虽然方法简单，但阴茎长期处于勃起与半勃起状态，即使从衣着上加以修饰，阴部仍显得突出，常常使患者感到难为情，患者生活与性生活都很不方便，使用体验较差。由于手术后硬性或者半硬性假体长期与阴茎白膜接触，植入假体后可出现阴茎白膜糜烂与穿孔等并发症。目前硬性假体已基本淘汰，半硬性假体由于结构简单，价格较低，手术简单，假体能弯曲而不易折断，因此在一些经济受限的老年患者中仍有少量使用。

目前最好的阴茎假体为可充胀性假体，可充胀性假体有三个部件：两根空心圆柱、一个贮液囊、一个泵。将两个空心圆柱体置入阴茎海绵体，在膀胱前方置入贮液囊,阴囊内置入小泵,有导管将三者相连,平时液体贮存在贮液囊内,阴茎并不勃起,性生活时启动泵上充液阀门,把贮液囊内的液体挤入埋在阴茎海绵体内的空心圆柱体内,使阴茎勃起,性生活之后按压泵上的松开活瓣,可使液体重新回流到贮液囊内。此种手术操作复杂,但术后不易发生糜烂与穿孔并发症,阴茎可以随时勃起和疲软,术后患者满意度较高。缺点是价格较贵,并且有一定的机械故障发生率。

(刘　炜)

153. 做阴茎假体植入术前要注意些什么

阴茎假体植入术是阴茎勃起功能障碍(ED)的三线治疗方案,也是"终极治疗手段",所以术前一定要进行心理和生理上的充分准备。

首先,还是要明确是否适合选择该类手术治疗?对严重的 ED 患者,特别是药物、真空负压吸引、海绵体注射等治疗无效,阴茎假体植入手术是一种有效的治疗方法。因此,术前患者需要和接诊医生充分沟通手术的利弊。

其次,患者术前需要控制血糖至正常范围,停用导致出、凝血功能异常的药物,避免阴茎阴囊局部伤口或者皮肤感染。患者术前要清洁会阴部皮肤,但局部备皮需要到手术室完成,以避免局部伤口破溃造成感染。

阴茎假体手术有一定适用范围,并不是所有 ED 患者都适合做此类手术。境遇性的 ED、由于夫妻关系不佳造成的 ED、有逆转可能的 ED、心理情绪不稳定及严重性格障碍者、手术动机不明确或术后期望值过高、无法遵从假体正确操作、糖尿病未控制、阴茎局部皮肤感染、脊髓损伤等患者,阴茎假体植入手术是禁忌证。

(卢慕峻)

154. 目前再造阴茎术式有哪些

再造阴茎术已有 70 多年历史,包括再造阴茎体、尿道、支撑体和感觉神经的重建,并在一次手术中完成。目前主要手术方式有皮管再造阴茎、带蒂皮瓣再造阴茎、游离皮瓣再造阴茎术和复合游离皮瓣再造阴茎等方法。

(1) 皮管再造阴茎术:由于并发症多,外形差,术后功能较差,目前已较少应用;

(2) 带蒂皮瓣再造阴茎术:该手术方法比较常用,常用腹部和股前外侧皮瓣,该方法一次可完成阴茎再造,但易出现部分皮瓣坏死,且皮瓣皮下脂肪厚,术后阴茎外形较粗大,再造阴茎感觉较差,术后功能也较差;

（3）前臂游离皮瓣移植再造阴茎术：目前多数患者采用此方法再造阴茎,此方法可一次手术完成阴茎再造,术中前臂一次切取较大的皮瓣并同时植入支撑体和成形阴茎体和尿道,该皮瓣皮下脂肪较薄,再造术后阴茎外形较好,通过前臂外侧皮神经和阴茎背神经吻合再造阴茎能获得良好的感觉,术后功能也较满意;

（4）复合游离皮瓣再造阴茎术：当患者因创伤严重或过度肥胖不能提供一块组织瓣再造阴茎时,复合游离皮瓣再造阴茎术是一种很好的选择,常用前臂、足背皮瓣,足背和股前外侧皮瓣,前臂和腹部皮瓣等组合再造阴茎,目前用这种方法能达到最好的外形、最好的感觉和功能。

（吕坚伟）

—— 专家简介 ——

吕坚伟

吕坚伟,上海交通大学医学院附属仁济医院泌尿外科副主任医师,上海交通大学尿失禁及盆底重建诊治中心副主任,医学博士,硕士生导师。

主攻方向为尿失禁控制、生殖整形及盆底重建。

155. 再造阴茎有感觉和勃起功能吗

支配阴茎的神经有躯体神经（感觉和运动神经）和自主神经（交感和副交感神经）,交感神经通过主动脉前丛和腹交感链下行至腹下神经丛,其分支与副交感神经汇合成为海绵体神经;副交感神经节前神经与交感神经在盆丛汇合,发出分支至阴茎的神经为海绵体神经。

保留感觉与勃起功能的阴茎再造术是最符合生理的术式,要求患者最好有残存海绵体及支配神经,可最大程度保留勃起功能,因此适应于外伤、烧伤等所致阴茎大部分缺损,而对于肿瘤术后阴茎全切和淋巴结清扫的患者不宜适用。此外,再造阴茎的体部覆盖物为含血运和神经的皮瓣,真皮乳头下方及其深面还有皮神经浅丛和深丛,足以使移植皮肤的感觉得以恢复。

因此,随着今后再造阴茎术手术方法和技术的不断改良和提高,再造阴茎术后的感觉和勃起功能的恢复已不是难题。

（吕坚伟）

内｜分｜泌｜篇

156. 雄激素是如何被发现的

"激素"一词是英国医生斯塔林首次在文献中使用的，源于希腊语，意思是"我有了活力"。

在中国，古代人尽管不用"雄激素"这个词，但很早就知道食用动物的睾丸可以增强身体的活力和提升性能力。另外，人们也观察到青少年时期被阉割的太监，长大后缺乏男性特征，如喉结、胡须等。

直到 19 世纪末期，法国医生克劳德·伯尔纳(1813～1878)观察肝脏能合成葡萄糖并分泌到血液循环中，首先提出内分泌的概念。而英国医生贝利斯(1860～1924)和斯塔林(1866～1927)将内分泌概念进一步发展并提出内分泌系统。1889 年，德国医生布朗·塞奎(1817～1894)发表文章声称将自己家狗和猪睾丸的提取物注射到血液中，他变得年轻而有活力。这一报道引发人们对睾丸内物质的极大兴趣和热情。

到了 20 世纪早期，进入类固醇研究黄金时代，各大研究机构和药厂争相纯化类固醇激素，寻找其结构和合成的方法。1931 年，德国化学家阿道夫·布特南特(1903～1995)从数千升人的尿液中提纯出雄激素，称之为睾酮，并于 1935 年与另一位科学家共同研究出雄激素的人工合成方法。因此，他们获得了 1939 年诺贝尔生理学或医学奖。

（周任远）

157. 雄激素缺乏会带来什么后果

雄激素在男性生殖健康、性别发育、性功能维持中发挥着至关重要的作用，无论在人体生长的何种阶段，也不论何种原因导致的雄激素缺乏，都可能对机体造成严重的不良影响。雄激素缺乏又分为原发性雄激素缺乏和继发性雄激素缺乏，原发性雄激素缺乏是指在男性胎儿的胚胎期时候，雄激素决定了生殖器的分化，使外生殖器分化成阴茎。如果胚胎时期缺乏雄激素的刺激，原始生殖器就会向女性型转化，出现性别畸形，且容易发生隐睾等疾病，为以后的生育埋下隐患。进入青春期后，雄性激素可促进睾丸变大、阴茎变粗等；同时刺激和保持第二性征的出现，如出现喉结，声带增厚而声音低沉，阴毛、腋毛、胡须的生长、骨骼粗壮等，如果此时出现雄激素缺乏，那么性器官的发育和第二性征的出现就会迟滞，甚至严重影响生育能力。

继发性雄激素缺乏，如青壮年时期因睾丸疾病、损伤等原因造成雄激素水平减少或消失，就可能会出现性欲下降、勃起功能减退或丧失。还有就是随着年龄的增长，血清雄激素水平的逐渐下降，会出现一些相应的症状，主要表现为四大类。①性功能减退症状，如性欲减低、勃起功能障碍；②代谢相关性症状，如肥胖、骨质疏松等；③认知方面的症状，如精神方面表现出健忘、注意力不集中、情绪抑郁等；④体能方面的症状，如活力下降、肌肉力量下降、乏力、易疲劳等。上述表现在医学上被称为"迟发性性腺功能减退症"(LOH)，也有人称之为男性更年期——"男性更年期综合征"。

（王　磊）

158. 男性发育与雄激素有何关系

人类性别发育过程可分为性别确定和性别分化两个连续的步骤，而男性胚胎期性分化分为性腺、生殖管和外生殖器分化三个阶段，分化时间顺序相互重叠。

在胚胎第 6～7 周，原始性腺组织在 Y 染色体上的睾丸决定因子(TDF)促使下向睾丸分化。胎睾支持细胞能产生抑制副中肾管衍变发育的糖蛋白——米勒管抑制物质(MIS)使米勒管逐渐萎缩退化，而中肾管在同侧睾丸间质细胞分泌的雄激素-睾酮作用下逐渐衍变发育成附睾、输精管、射精管及精囊腺等。外生殖器的分化始于胚胎第 8 周，在睾丸间质细胞分泌的雄激素以及由雄激素转化而来的双氢睾酮(DHT)的影响下，生殖结节形成阴茎，阴唇阴囊皱襞融合成阴囊，尿生殖窦皱襞形成阴茎的尿道。最终，由胎睾间质细胞产生的胰岛素样因子 3 与在睾丸引带上富含亮氨酸重复的 G 蛋白耦联受体特异性结合，介导睾丸经腹降至腹股沟，再由睾酮诱导睾丸自腹股沟降入阴囊。

由此可见，激素调控在雄性性分化中起着重要作用，虽然染色体的组成在受精时已决定性别，但性的分化却是在胚胎第 7 周之后，随着性腺及生殖导管的分化而逐渐展开的。生殖导管和外生殖器向雌性方向发展是胚胎的自然发育方向，而正是胚胎睾丸产生的激素才使染色体为 XY 的胚胎得以向雄性方向分化。

（吕拥芬）

—— 专家简介 ——
吕拥芬

吕拥芬，上海交通大学附属儿童医院内分泌代谢科副主任医师。中国医师协会青春期医学专业委员会青年委员，上海市罕见病防治基金会专家，上海市医学会男科专科分会委员。擅长小儿内分泌系统疾病以及遗传代谢性疾病的筛查、诊治及随访。

159. 雄激素有几个面目

睾酮是男性体内主要的性激素，由睾丸间质细胞合成，成年男子睾丸每天分泌 4～9 毫克，正常男性以 20～50 岁血中睾酮含量最高。在机体中睾酮以游离状态和蛋白结合状态两种形式存在。血浆中仅约 2％ 的睾酮不与任何物质结合，称之为游离睾酮。绝大部分以睾酮与血浆蛋白结合的形式存在，其中 65％ 的睾酮与血浆中的性激素结合球蛋白（SHBG）紧密结合，33％ 的睾酮与血浆白蛋白或者其他血浆蛋白质疏松结合。只有与白蛋白结合的睾酮和游离睾酮具有生物活性，称为活性睾酮。在机体中，结合与游离形式的睾酮处于动态平衡状态，结合形式的睾酮可作为血浆睾酮的存储库。

由此可见，雄激素从功能上有两种面目：具有生物活性的活性睾酮和不具有生物活性的性激素结合球蛋白（SHBG）——结合睾酮。从化学形式上有多种面目：游离睾酮、与 SHBG 紧密结合的睾酮、与白蛋白疏松结合的睾酮、双氢睾酮等。

（熊　茜）

—— 专家简介 ——
熊　茜

熊茜，上海市静安区中心医院内分泌科副主任医师，硕士研究生导师。

擅长糖尿病、甲状腺疾病、垂体疾病、多囊卵巢综合征、肾上腺疾病等内分泌代谢病的诊治。

160. 如何补充雄激素

对于雄激素补充有以下几种方式。

（1）通过饮食摄入：①动物内脏含有较多的胆固醇，而胆固醇是合成性激素的重要配方。此外，还含有肾上腺素和性激素，能促进精原细胞的分裂和成熟。因此适量食用动物的心、肝、肾、肠等内脏，有利于提高体内雄激素水平，增加精液分泌量，提高性功能。②锌是人体不可缺少的微量元素，它对于男子生殖系统正常结构和功能的维护有着重要作用。缺锌会使精子数量减少，并影响性欲，使性功能减退。含锌量最高的食物首推牡蛎肉，其他如牛肉、牛奶、鸡肉、鸡肝、蛋黄、贝类、花生、谷类、豆类、马铃薯、蔬菜、红糖中都含有一定量的锌。③精氨酸是精子形成的必要成分，常吃富含精氨酸的食物助于补肾益精。此类食物有黏滑的特点，如鳝鱼、鲇鱼、泥鳅、海参、墨鱼、章鱼、蚕蛹、鸡肉、冻豆腐、紫菜、豌豆等。④钙离子能刺激精子成熟，含钙丰富的食物有虾皮、咸蛋、蛋黄、乳制品、大豆、海带、芝麻酱等。⑤维生素 A、维生素 E 和维生素 C 都有助于延缓衰老和避免性功能衰退，它们大多存在于富含维生素的新鲜蔬菜、水果中，日常生活中可酌情多食。

（2）增强运动：力量训练是提高雄激素水平的最好方法，肌肉和力量来自于雄激素和生长激素的共同作用。

（3）缓解压力，保持充分睡眠：当压力过大时，体内雄激素合成会下降，另外，雄激素在入睡时分泌，如果睡眠不足或未睡好，雄激素就无法足量生成。

（4）药物治疗：目前临床上也有药物，如口服十一酸睾酮胶丸可以有效补充雄激素。需要提醒的是口服补充雄激素时需要与含有脂肪的饮食同时使用，最佳服用时间是早上，最好早晚各一次。

（王小海）

161. 补充雄激素是否安全

传统观点认为，血清睾酮水平增加会导致发生前列腺癌的风险或使隐性前列腺癌加速生长，而前列腺癌的治疗方法亦以将血清睾酮降低至去势水平为目标。但是近年来的研究结果表明，反而是血清睾酮水平降低可能增加前列腺癌的危险，进而颠覆了传统的观念，这引起广泛关注。目前两种不同的观点并存，至少已有的证据认为前列腺癌风险与雄激素水平无直接关系。在美国也有证据显示，在前列腺癌患者中，曾经补充雄激素的患者其前列腺癌总体恶性程度甚至更低一些。

血清睾酮水平降低导致患心血管疾病的可能性增高，而且发生心血管不良事件可能性也增加。但补充雄激素以后是增加还是降低心血管疾病的患病率和死亡率仍然有争论，总体上看，补充雄激素能降低心血管疾病的死亡率。睾酮刺激原始红细胞的分裂增生和红细胞生成素的合成,抑制铁蛋白调节肽的转录,促进铁掺入红细胞。睾酮在增加红细胞数量的同时红细胞压积亦相应增高。如果患者原有贫血将会获益;反之会使血色素水平升高,应该在治疗过程中监测相关血生化指标。

因此,对于确实有补充雄激素需要的患者,只要严格在医生指导下补充雄激素,总体来说是安全有效的。

(张海民)

—— 专家简介 ——

张海民

张海民,同济大学附属第十人民医院泌尿外科副主任医师,医学博士。擅长前列腺疾病诊治、泌尿系结石及肿瘤的微创治疗。

162. 补充雄激素需要多长时间看到效果

迟发性性腺功能减退症(LOH)患者在接受了雄激素补充治疗后,这些患者的症状会得到全面缓解。在使用雄激素补充治疗1~3个月后,首先是与性功能相关的症状,如性欲得到明显改善,体能也会有所改善。补充睾酮3~6个月时认知能力、情绪改善比较明显。而骨密度改善则需要补充6~12个月。总之,LOH患者在使用雄激素补充治疗后1个月往往就能得到很好的治疗效果。尽管认知和骨密度的改善需要比较长的时间,但如果雄激素补充治疗3个月症状没有得到任何改善,需要考虑患者是否存在其他疾病的可能。

(刘　炜)

163. 补充雄激素如何随访

在迟发性性腺功能减退症(LOH)的治疗方面,人们对睾酮替代治疗(TRT)的研究较为透彻,并广泛用于临床。TRT治疗使血清睾酮水平上升到正常范围的中间值,同时减轻或消除LOH引起的临床症状及体征。但是,临床医生在决定是否给予患者TRT时较为谨慎,因其存在一些潜在风险,可能损害患者各组织器官,如前列腺、乳房,或引起睡眠呼吸暂停综合征等。故在激素替代治疗期间,周期性的、规律的随访复查应该予以开展,以动态观察血清睾酮的血清水平,了解患者病情改善情况，同时最大限度地避免 TRT 带来的副作用。主要随访目标如下：关注患者乳腺、前列腺。随访检测方法有：乳腺体检、前列腺直肠指检、PSA、红细胞比容检测。检测频率：TRT 之后的 3、6、12 个月分别接受一次系统随访检查，之后保持每年一次，骨密度则可以 1～2 年检测一次。

总而言之，由于长程使用睾酮是否可能带来的危害目前尚不十分清楚，所以补充雄激素必须认真随访。

（孙福康）

—— 专家简介 ——

孙福康

孙福康，上海交通大学医学院附属瑞金医院泌尿外科主任医师，硕士生导师。擅长肾上腺疾病微创治疗（包括普通腹腔镜、机器人辅助腹腔镜手术）。

164. 肾虚与雄激素缺乏是一回事吗

中医的"肾"为脏腑阴阳之本，也是人体生长、发育、生殖之源，是生命活动之根本，故称"肾"为"先天之本"。肾虚指肾脏精气不足，最常见的分类是肾阴虚和肾阳虚。主要原因有：先天不足、情志失调、房劳过度、久病伤肾、年老体衰等。肾阳虚表现为：男性神疲乏力、活力低下；畏寒怕冷、四肢发凉；腰膝酸痛、腰背冷痛；性功能减退、阳痿、早泄、易患前列腺炎等为"寒"的症状。肾阴虚的表现：男性腰膝酸软，心烦易怒，眩晕耳鸣，失眠多梦，颧红潮热，盗汗；阳痿或阳强不倒、性欲亢进、遗精早泄等为"虚热"的症状。在治疗时应明确病因，区分是肾阴虚、肾阳虚，或者阴阳两虚。

雄激素主要由睾丸产生，肾上腺皮质、卵巢也能分泌少量的雄激素。雄激素受"上级指挥部"垂体和下丘脑的调节。雄激素缺乏的原因多数是睾丸功能障碍，少数是垂体和下丘脑问题或染色体问题。雄激素缺乏症的主要表现：潮热、阵汗和伴随而来的烦躁、心悸、失眠；睡眠障碍、抑郁或者烦躁不安、注意力不集中、近期记忆力减退、生活工作兴趣下降；工作能力，体力耐力下降、肌肉萎缩、腹部脂肪增加；性欲减退、性生活次数减少、勃起功能障碍、性满足感下降、射精力弱、体毛脱落、阴茎睾丸萎缩等。

我们可以看出，肾虚与雄激素缺乏在临床表现上有很多的相似之处，但从发病原因、治疗手段上说是明显不同的。另外，女性肾虚者常见，而雄激素缺乏者少见，小儿雄激素缺乏症更加复杂。因此，不能将两者看做一回事。

（杜　广）

—— 专家简介 ——

杜　广

杜广，上海交通大学医学院附属同仁医院泌尿外科行政副主任，医学博士、主任医师。上海市泌尿外科临床质量控制中心长宁区组长、上海市医学会泌尿外科专科分会前列腺学组成员。

擅长泌尿系结石的微创治疗，前列腺等离子剜除术，泌尿系肿瘤的微创治疗。

165. 中医调理可以治疗雄激素缺乏症吗

俗话说"男人四十一枝花"，然而从生理功能角度看，也可以说"男人四十一道坎"。40 岁后男性体内的雄性激素水平会随着年龄的增长而逐步降低，医学上称之为迟发性性腺功能减退症（LOH）。

血清总睾酮水平测定是公认的诊断性腺功能减退症最为可靠的指标，血清总睾酮水平<10 纳摩/升（nmol/L）时属于较低水平，8 纳摩/升以下一般都需进行雄激素补充治疗。适当补充睾酮，可有效增加中老年男性的肌肉含量和肌力，显著提高性欲和性生活质量，增加骨密度，对心血管等脏器也有好处。

临床上，不少患者，当发现自己性能力下降时，首先想到的是找中医调理，或者自己买一些"性保健品"服用。中医调理会有作用，但起效不会太快，而"性保健品"更要当心，一些标榜纯中药成分，但又半小时就能起效的，很可能实际上是违禁添加了西药成分。国家食品药品监管总局从未批准过壮阳药和壮阳类及改善性功能的保健食品，声称有壮阳类及改善性功能等特殊功能的均是违法保健食品，实际上多数为缓解体力疲劳类保健食品。

（钟　山）

—— 专家简介 ——

钟　山

钟山，复旦大学附属华山医院泌尿外科副主任医师，副教授，硕士生导师。在微创机器人、腹腔镜、显微镜手术，肾脏和前列腺的肿瘤切除后保留器官、男科疾病的诊断治疗等方面有较多经验。

www.ingramcontent.com/pod-product-compliance
Lightning Source LLC
LaVergne TN
LVHW051119180726
843512LV00012B/876